科普总动员

疾病威胁生命,医药增进健康。让我们一起来领略举世瞩目的医药成就吧!

编著：柳敏夏

举世瞩目的
医学成就

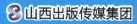
山西出版传媒集团
山西经济出版社

图书在版编目(CIP)数据

举世瞩目的医学成就 / 柳敏夏编著. — 太原：山西经济出版社, 2017.1（2025.5重印）

ISBN 978-7-5577-0123-9

Ⅰ.①举⋯ Ⅱ.①柳⋯ Ⅲ.①医学—青少年读物 Ⅳ.①R-49

中国版本图书馆CIP数据核字（2017）第006309号

举世瞩目的医学成就

JUSHIZHUMU DE YIXUE CHENGJIU

编　　著：柳敏夏
出版策划：吕应征
责任编辑：吴　迪
装帧设计：蔚蓝风行

出 版 者：山西出版传媒集团·山西经济出版社
社　　址：太原市建设南路 21 号
邮　　编：030012
电　　话：0351-4922133（发行中心）
　　　　　0351-4922142（总编室）
E-mail：scb@sxjjcb.com（市场部）
　　　　zbs@sxjjcb.com（总编室）

经 销 者：山西出版传媒集团·山西经济出版社
承 印 者：河北晔盛亚印刷有限公司

开　　本：787mm×1092mm　　1/16
印　　张：10
字　　数：150千字
版　　次：2017年1月　第 1 版
印　　次：2025年5月　第 4 次印刷
书　　号：ISBN 978-7-5577-0123-9
定　　价：56.00元

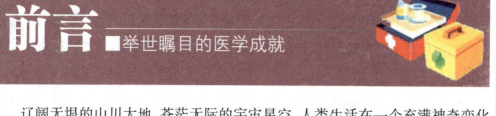

前言 ■举世瞩目的医学成就

辽阔无垠的山川大地，苍茫无际的宇宙星空，人类生活在一个充满神奇变化的大千世界中。异彩纷呈的自然科学现象，古往今来曾引发无数人的惊诧和探索，它们不仅是科学家研究的课题，更是青少年渴望了解的知识。通过了解这些知识，可开阔视野，激发探索自然科学的兴趣。

本书介绍了医药的相关知识。分"正确认识疾病""医药科研发明""医药学科猜想"3个篇章，向青少年朋友普及医药知识，介绍医药行业的发展现状、研发趋势。全书图文并茂、通俗易懂，并以简洁、鲜明、风趣的标题引发青少年的阅读兴趣。

人类自诞生之日起，就不断遭受着各种疾病的威胁，几个世纪以前，医疗技术只停留在起步阶段，大范围的传染性疾病最让人恐慌。肆虐的瘟神天花、白色瘟疫肺结核、难以根除的鼠疫、穷凶极恶的杀人流感、可怕的埃博拉出血热、世纪瘟疫艾滋病等很多病魔无情地吞噬了无数人的生命，很多国家的医疗手段面对这种局面束手无策，在过去只能把这些烈性传染病归结为神对人类的惩罚。由于医学常识及保健知识的匮乏、人体所需物质的缺乏及不健康的生活方式也引发出许多严重疾病，如缺乏维生素 B1 引发的脚气病，缺乏维生素 C 引发的坏血病，缺乏维生素 D 引发的佝偻病，因嘌呤代谢障碍引发的痛风，情绪紧张引发的胃肠道疾病，以及由名种原因引发的关节炎、多种硬化症、妇科疾病等。为了治疗这些疾病，减少痛苦，增进健康，人类走上了寻找治病药物和医病方法的漫漫之路。

人类在与疾病斗争的过程中，经过自身生活经验的总结和反复的尝试验证，医药知识逐渐积累，医药科学逐步发展起来。18 世纪，英国医生从中国的医疗方法中得到启发，发明了牛痘接种法，彻底根除了天花对人类的威胁；19 世纪，法国"微生物之父"巴斯德的狂犬病疫苗培养成功；1945 年，链霉素的问世使肺结核不再是不治之症；骨髓移植让白血病病人的病情得到控制；器官移植使患者通过他人捐献的器官获得新生；麻醉剂及电休克疗法的发明减轻了手术病人的痛苦；创可贴的出现改变了现代人的生活，成为每个家庭必备的最常用的急性小伤口止血胶布……医疗技术的迅猛发展，使多种疾病被消灭或得到控制，人类的健康水平大为提高。

科学技术的进步为人类创造了巨大的物质财富和精神财富，而医药与科技的结合必定会继续为人类文明与健康做出巨大的贡献。未来运用音乐治疗疾病、综合运用多种科技手段治疗癌症、通过基因工程技术治疗遗传疾病不再只是梦想，高科技医疗手段将在为人类提供健康信息和医疗服务方面发挥越来越大的作用。

目录 ■举世瞩目的医学成就

正确认识疾病

□举世瞩目的医学成就

第 **1** 章

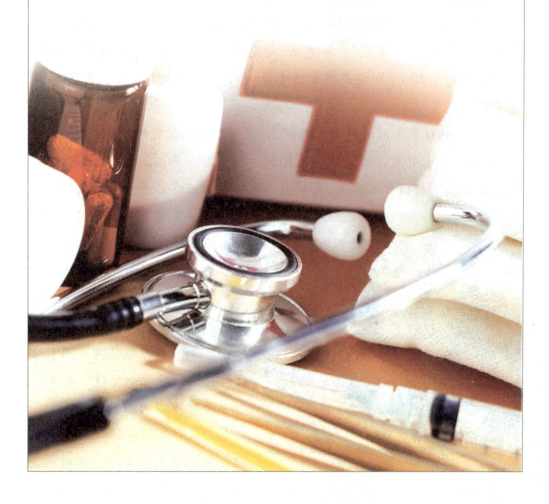

人类消灭的首个瘟神

科普档案 ●疾病名称:天花 ●症状:寒战、高热、乏力、头痛、四肢酸痛,皮肤出现斑疹、脓疱等

天花是由天花病毒引起的一种烈性传染病,到目前为止,是在世界范围被人类消灭的第一个传染病。天花是感染痘病毒引起的,死亡率极高,一般可达25%,有时甚至高达40%。患者在痊愈后脸上会留有麻子,"天花"由此得名。

人类从诞生之日起就在与疾病做斗争,而各种疾病中最容易让人产生恐慌的是大范围的传染性疾病。到目前为止,在世界范围被人类消灭的第一个传染病是"天花"。历史上,天花患者死亡率极高,一般可达25%,有时甚至高达40%。即便是侥幸逃生者,也会在脸上留有麻子,"天花"由此得名。

早在3000多年前的埃及木乃伊上,就可以见到天花的疤痕。印度在公元前6世纪,也有天花疾病的相关记载。公元846年,在来自塞纳河流域、入侵法国巴黎的诺曼人中间,天花突然流行起来。这让诺曼人的首领惊慌失措,也使那些在战场上久经厮杀不知恐惧的士兵毛骨悚然。残忍的首领为了不让传染病传播开来以致殃及自己,采取了一个残酷无情的手段,他下令杀掉所有天花患者及所有看护病人的人。这种可怕的手段,在当时被认为是可能消灭天花流行的唯一可行的办法。

面对肆虐的瘟神,束手无策的人们只好求神保佑。在印度,人们曾供奉着天花女神,不时地为

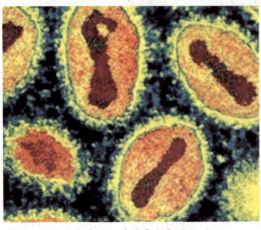
□被人们视为瘟神的天花病毒内部图

她举行种种祭祀仪式，以此来求得女神的"降福"。

在印度旅行过的一位外科医生，曾经描述过这种仪式的情形：在神殿前面聚集了一大群人，人群的上空吊着一个活人，在这个人的背脊上穿过两只大钩子，钩子再用绳拴在一条长木杆的一头，木杆固定

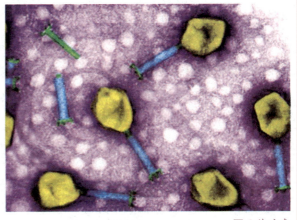

□天花病毒

在一根高高的柱子顶上，很多人扶着杆子的另一头。在音乐的节奏声中，人们把这个不幸的人在空中团团旋转，而这个自愿的受难者则必须忍着疼痛，脸上还装作愉快而又幸福的神情。然后人们把他放下来，急忙把他从横杆上解下，再把他送到离神殿不远的一所房子里，在那儿取出他背脊上的钩子，包扎好伤口。在他从神殿前面走到这所房子的两旁，围集着无数的人向这位受过磨难的人热烈祝贺，抢着夺取他所抛扔的鲜花、柠檬和一切小东西，他们把这些东西都当作神的礼品保存起来，以为有了这些东西，天花就再也不会降临到自己头上了。

面对天花的严重威胁，中国人很早就开始探索防治天花的办法。唐代孙思邈根据"以毒攻毒"原则，提出取天花患者疮中脓汁敷于皮肤的办法预防天花。从宋代到元代、明代，有关"种痘"的专书大量出现，其数量之多，在中医著作中，除伤寒著作外，没有与之能相比的。经过长期的摸索与多方面的临床试验，16世纪下半叶，医生们终于找到了行之有效的人痘接种法。人们普遍采用轻型天花病人的痘痂，用棉花浸蘸以后再塞入鼻孔用来预防天花，这叫水苗法，这种方法当时在预防天花上取得了相当显著的效果。此外，还有痘衣法，也就是用得了天花儿童穿过的衬衣，再给健康的人（被接种的人）穿上；还有痘浆法，就是用棉花蘸染痘疮浆，塞入儿童（健康被接种儿童）的鼻孔里。到了17世纪，我国的种痘技术就已经风行全国了。

我国发明的人痘接种法，有效地保障了儿童的健康，不久便流传到了

国外。1688年,俄国首先派医生来我国学习种痘及检痘法。18世纪,人痘接种术由俄国传至土耳其。当时英国驻土耳其的大使夫人在君士坦丁堡看到当地人为孩子种痘以预防天花,效果很好,颇为感动。由于她的兄弟死于天花,她自己也曾感染此病,因此她决定给她的儿子接种人痘。1717年,在大使馆外科医生的照顾下,她的儿子接种了人痘。事后,她把成功的消息写信回国告诉了她的朋友。从此,人痘接种术在英国流传开来。

1766年,英国医生爱德华·琴纳从中国的人痘接种法中得到启发,发明了牛痘接种法。一开始,伦敦的一些开明医生试用牛痘接种。后来,欧洲乃至整个世界都接受了牛痘接种法。从此,人类再也不用害怕天花的暴虐了,千千万万的母亲也不用担心天花会夺走她们的小宝贝了。

1966年,世界卫生组织制定了行之有效的流行病学策略,以牛痘接种法为武器,展开了根除天花的全球性行动。13年后的1979年10月26日,是值得人类共同庆祝的盛大节日。因为在这一天,世界卫生组织宣布:人类历史上最后一名天花病人,来自"非洲之角"索马里的一位牧民在1977年被治愈。之后不久,第三届世界卫生组织大会庄严宣布:危害人类达千年之久的头号瘟神——天花已从地球上被彻底根除了! 有趣的是,世界卫生组织还特设立1000美元的悬赏,凡是先辨别出一例天花患者的人,就可得到这笔奖金。令人欣慰的是,至今还没有人捧走这笔奖金,我们但愿以后也没有人得到这笔奖金。

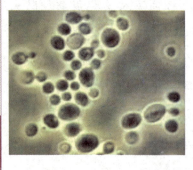

■ 知识链接

复杂的微生物世界

目前,自然界中的4000余种病毒,尚有95%不为人类所知;在大约100万种细菌中,人类只对其中的2000种做过定性。面对如此复杂的微生物世界,人类还有许多工作要做。因此,对任何病毒的暴发,我们都要给予高度重视,绝不可掉以轻心。

白色瘟疫肺结核

科普档案　●疾病名称:肺结核　　　●病因:细菌感染　　　●症状:低热、咳嗽、盗汗

　　肺结核是由结核分枝杆菌引发的肺部感染性疾病,是严重威胁人类健康的疾病。健康人感染结核菌并不一定发病,只有在机体免疫力下降时才发病。世界卫生组织统计表明,全世界每年约有300万人死于结核病,它是造成死亡人数最多的单一传染病。

　　历史上,结核病曾在全世界广泛流行,是危害人类生命健康的主要杀手。患结核病的人因为严重贫血而脸色苍白,日渐消瘦,结核病因此被称为"白色瘟疫"。

　　结核病伴随人类已有很长时间。考古证据显示,人类最早的结核病可能由牛分枝杆菌导致,因喝牛奶而感染。在公元前1000年,人类肺结核开始广泛出现。人们曾在古埃及木乃伊身上发现结核病踪迹,长沙马王堆汉墓古尸的肺部有结核导致的钙化斑。

　　在结核病的致病原因被找到之前,人们曾想出许多治病方法。古罗马的医生叫病人饮人尿或象血,食狼肝。中世纪的英国和法国,新登基的国王有一项重任:触摸他的臣民可以治疗瘰病。人类或动物的乳汁曾在不同时代和地方被当作良药。有许多疗法相互矛盾:有的医生让病人多休息,有的医生偏说要多锻炼;有的主张多吃,有的提倡禁食;有的让病人出去旅行,有的说应当住在地下。

　　19世纪以前,许多医生认为结核病是遗传所致,并与积劳成疾和体

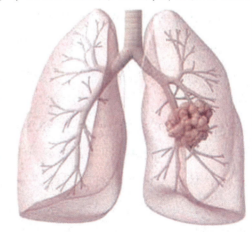
□肺结核病

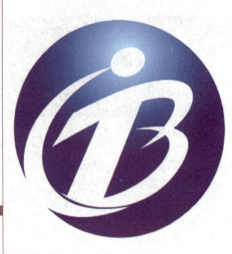

□我国首推防治结核标志

质纤弱有关。1868年，法国军医维尔曼首次证实结核病是一种传染病，它可由人传染给牛，由牛传染给兔子，并提出结核病可能源于某种特定微生物。

结核病的罪魁祸首是被德国著名的细菌学家罗伯特·科赫于1882年发现的。科赫从死于结核病的人、兔、猴等尸体中取来标本，亲手制作各种细菌涂片，然后放在显微镜下。找啊，找啊，终于在第271号载玻片上找到了——细长的小杆状体，比炭疽菌小得多，而弯曲度要大一些。他称这种菌为结核杆菌。然而，仅从标本中找到结核杆菌还远远不够，还必须培养出纯菌，并且用纯菌做动物接种试验，这样才能最后确定结核病是不是由这种杆菌引起的。

科赫在培养结核杆菌的试验中，又遇到了"拦路虎"。他在牛肉汤冻和其他许多胶冻上做试验，都失败了，结核杆菌就是不肯在科赫为它们准备的养料中生长。经过一连串失败之后，科赫终于找到了一种几乎和组成活体的物质一样的培养基——血液培养基。血清，是血液凝结后分离出来的一种淡黄色液体。为了取得这种血清，科赫亲自跑到屠宰场，耐心地等待，直到装满好几个试管才离去。当血液凝结成半透明的黄色胶冻时，科赫就把豚鼠身上的结核病变物质放在上面，装进和豚鼠体温相同的细菌培养器中。过了15天，血清胶的表面出现了一些斑点，科赫挑起一点放到载玻片上染色，然后用显微镜观察。啊，一点儿没错！正是那种弯曲的杆状体在扭动。现在只剩下一件事了：看看这些培养出来的结核杆菌能否使健康动物染病。科赫做了对比试验：一组豚鼠接种了结核杆菌，过了一个多月，全部因患肺结核而死去；另一组未接种的，全部健康地活着。

结核病是由结核杆菌引起这一论点，终于得到了完全的证实。科赫又对结核杆菌传播的途径做了研究。他把兔子和豚鼠都放在一个大箱子里，把结核杆菌用喷雾器喷进去。几周以后，这些可怜的动物开始变得消瘦，接着一个个地相继死去。这证明结核病是通过空气传染的，病菌随着病人的咳嗽、喷嚏产生的飞沫进入空气中，健康人吸入后就可能得病。由于在解剖中发现此类患者的肺部有一个个坚实的团块，摸上去像马铃薯或花生的块茎，因此将其称为"结核"，结核病的命名亦由此而来。

1882 年 3 月 24 日，科赫在柏林宣布了他的研究成果。结核病的病因和传播方式虽然被找到了，但由于没有有效的治疗药物，结核病此后仍然在全球广泛流行。1945 年，链霉素的问世使肺结核不再是不治之症。此后，卡介苗和化疗药物的问世使人类在与结核病的抗争史上获得了里程碑式的胜利。为此，美国在 20 世纪 80 年代初甚至认为 20 世纪末即可消灭肺结核。

就在人们认为结核病将被彻底消灭的时候，可怕的白色瘟疫又在全球各地死灰复燃，世界卫生组织不得不在 1982 年纪念科赫发现结核菌 100 周年时，倡议将 3 月 24 日作为"世界防治结核病日"，以提醒公众加深对结核病的认识。世界卫生组织于 1993 年在英国伦敦召开的第 46 届世界卫生大会通过了《全球结核病紧急状态宣言》，并积极宣传防治此病的重要性。由于全球对结核病流行的重视，"世界防治结核病日"已于 1998 年首次成为联合国重要的国际卫生事件之一。

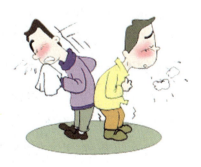

📖 知识链接

结核病的危害

1995 年全世界有 300 万人死于结核病，是该病死亡人数最多的一年，大大超过了肺结核流行的 1900 年。据统计，目前全球每天仍有 5000 人死于结核病，而每年罹患结核病的人数超过 800 万。从 1882 年科赫发现结核杆菌至今，至少有 2 亿人被结核病夺去了生命。

穷凶极恶的杀人流感

科普档案 ●疾病名称:流感 ●病因:病毒感染 ●症状:高热、乏力、肌肉酸痛、鼻塞等

流感是由流感病毒引起的一种急性呼吸道传染病,传染性强,发病率高,容易引起暴发流行,秋冬季节高发。流感具有自限性,但婴幼儿、老年人和存在心肺基础疾病的患者,容易并发肺炎等严重并发症而导致死亡。

第一次世界大战,人类陷入自相残杀之中,死亡人数达1000多万,成为人类历史上的一场浩劫。然而,就在这场浩劫快要结束的时候,一群穷凶极恶的隐形杀手,以流感的方式,横扫欧亚大陆和北美,最终波及全球,使世界1/5的人屈服在它的淫威之下,2000万~4000万人被它杀害,仅西班牙就有800万人因此死亡。人们称这种杀人流感为"西班牙流感"。

1918年初春,杀人流感在美国堪萨斯州的福特·雷里军营暴发。在不到一个月的时间里,军营里就有1100多人被感染,46人死亡。不过,由于这种流感最初的死亡率似乎并不高,所以没有引起人们足够的重视。此后,随着越来越多的美国士兵渡过大西洋,这种流感开始在欧洲传播。

1918年秋天,欧洲战场上的大战即将结束。由于美国人参加了欧洲大战,协约国对同盟国的战争正接近胜利。在环境恶劣的战壕里作战的协约国士兵们虽然满怀希望,但他们并不知道,一场灾难正悄悄来临。流感杀手钻进了战壕,士兵们畏寒高烧,全身乏力,像得了普通感冒。普通感冒并不可怕,无论患者吃药还是不吃药,几天就能痊愈。然而,这一次,病人的症状迅速加重,高烧不退,病人因缺氧而拼命喘息,直至带有血腥味的泡沫从他们的鼻子和口腔中冲出来,许多人窒息而死。士兵们这才明白,大祸临头了。杀人流感蔓延开来,死亡人数迅速上升,仅士兵就死了43000人。人们发现,这次流感完全不同于一般的感冒,一般感冒大多能自愈,死亡者多为

老人和儿童，死亡率为 0.1%。而这次流感对 20~40 岁的青壮年最具杀伤力。一般流感死因多为肺炎等并发症，而这次流感却直接杀人，患者在得病后数小时内迅速死亡。

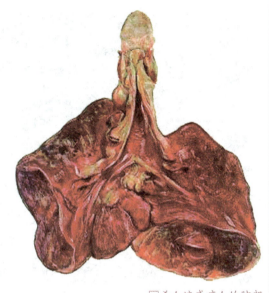

□杀人流感病人的肺部

就在杀人流感肆虐战场的同时，1918 年 9 月，随着战时物资的航运，杀人流感在美国波士顿登陆，随即传遍全美。这一次，美国人终于看到了杀人流感的狰狞面目。仅仅在 10 月份，美国就被"西班牙流感"杀死了 2 万人，死亡率达到了令人难以置信的 5%；在纽约仅 10 月 23 日一天，就有 851 人死亡。

1918 年 11 月 11 日，第一次世界大战结束，杀人流感再度逞威。在庆祝停战日游行时，人群聚集在一起通宵达旦地狂欢，不经意间为杀人恶魔提供了再次逞凶的机会，致使数百万人染病，又有数万人因此丧生。

杀人流感在 1919 年悄无声息地消失了。它来得很突然，消失得同样神秘。科学家们在后来几十年的研究中，相继发现了甲、乙、丙共 3 种流感病毒，弄清了它们的遗传结构，研发了对付它们的疫苗，却仍对"西班牙流感"病毒所知甚少，更没有防治它的疫苗。

为预防杀人流感再度暴发，20 世纪 80 年代科学界重新开始了寻找"西班牙流感"病毒的工作。其中有两组科学家试图通过发掘被 1918 年杀人流感夺去生命者的遗体，来找到"西班牙流感"病毒，从而破译其遗传密码，查清隐形杀手杀人的秘密。其中一个研究小组以美军病理学研究所的塔本博格博士为首，另一个则以世界流感权威克丝娣博士为首。

塔本博格博士在搜寻研究所的档案时，偶然发现了患"西班牙流感"死亡者的切片，从而观察到 1918 年杀人流感病毒，复制了这种病毒的基因编码，并同其他流感病毒做了比较。他就此写成论文，并发表于 1997 年的美

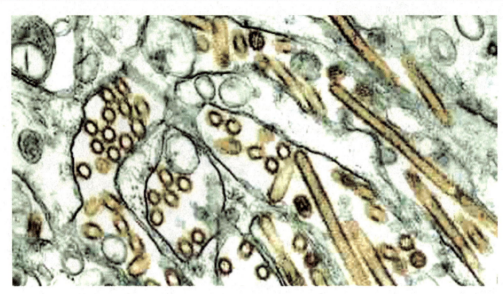

□显微镜下H5N1的流感病毒

国《科学》杂志。这篇论文后来被早在20世纪50年代便开始探索1918年杀人流感秘密的病理学家约翰·胡尔汀读到。胡尔汀当年在阿拉斯加发掘死于1918年杀人流感者的遗体时,在一个小镇上发现了一处公墓,得到了样本。可惜样本中的病毒已经死了,他企图使病毒复活的努力也失败了。于是,他放弃了搜寻。塔本博格的论文重新燃起了他揭示1918年杀人流感秘密的热情。他与塔本博格取得了联系。塔本博格正需要死于1918年杀人流感的人的尸体组织供他研究,便建议胡尔汀重返阿拉斯加,从他知道的埋在永久冻土层的尸体中获得更多的组织。胡尔汀回到阿拉斯加,发掘出一具死于1918年杀人流感的肥胖妇人的尸体。由于脂肪的保护,死者的肺完好无损。胡尔汀将这个名叫露丝的女人的肺采集下来,送给了塔本博格。

克丝娣领导的小组稍后也开始了工作。他们来到挪威的一个海岛,岛的小山坡上埋葬着死于1918年杀人流感的7名矿工。这些人是在几天内相继死去的,被埋葬在永久冻土层里。克丝娣的小组掘出尸体,不料这些尸体保存在永久冻土层以上,已经腐烂了。他们好不容易才找到一具腐烂程度较低的尸体,取得了所需的软组织。小组中的一名科学家在分析了这些组织后,发现杀人流感病毒更像鸟类流感病毒。于是他断言,1918年杀人流感是由家禽或鸟类传染给人类的!这种观点最早起源于20世纪90年代中国香港暴发的一次流感。这次流感是由一个 10 岁的小女孩开始的，流感杀死了 6 个人。这种名为 H5N1 的流感病毒来路蹊跷。人们首先在鸡身上发现了 H5N1 病毒，于是杀死了许多可疑的鸡。后来，猪身上也分离出 H5N1，因此猪又成了杀人疑犯。这给人们敲响了警钟。因为 H5N1 不仅能杀人，还跳过了种群的障碍，直接从鸡或猪蔓延到人，这是十分可怕的。

针对 1918 年杀人流感进行工作的两个研究小组，结合全世界流感研究的成果，初步揭开了"西班牙流感"的神秘面纱。原来，"西班牙流感"是一种甲型流感病毒变异引起的烈性传染病。甲型流感病毒在哺乳动物和鸟类中分布很广。猪和鸡均可能是杀人流感病毒的宿主，猪流感和鸡流感均可能传染给人。只不过由于缺乏 1918~1939 年及 1918 年以前流感病毒的样本，科学家们很难判断 1918 年杀人流感从何而来。有人认为这种流感病毒原本寄生在鸟类身上，由鸟类传染给人，人又传染给猪。我国科学家的研究证明，甲、乙、丙型流感病毒均能自然感染猪，并认为猪可能是甲型流感病毒的长期宿主，同时还起了人和鸭的流感病毒基因重组的中间宿主作用。因此，1918 年杀人流感病毒很可能来源于猪或某种鸟类。

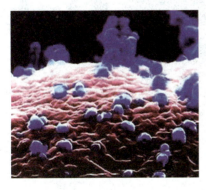

📖 知识链接

甲型 H1N1 流感病毒

2009 年，一种名为甲型 H1N1 的流感病毒席卷全球，截至 8 月 30 日，已经造成全球 25 万多人感染，近 3000 人死亡。最新研究显示，甲型 H1N1 流感病毒与 1918 年杀人流感病毒一些特征类似。甲型 H1N1 流感病毒能从上呼吸道散布至肺，更可能引发肺炎，而有能力感染肺部是"西班牙流感"病毒的一大特征。

被人遗忘的昏睡病

科普档案 ●疾病名称：昏睡病　●症状：过度睡眠　●病原体：甘比亚锥虫或罗得西亚锥虫

　　昏睡病是由一种叫作锥虫的寄生虫感染造成的疾病，流行于非洲地区。起初人们对病因的解释千奇百怪：有人认为是喝酒太多造成的，也有人认为是吸食大麻过量，吃了变质食物，或是精神创伤造成的。后来，探险者们发现采采蝇和这种疾病之间的联系，就把它叫作"苍蝇病"。

　　有这样一种病，会让病人陷入长时间的昏睡中，然后进入昏迷状态，最后无声无息地死去。这不是文学描写中想象力迸发的产物，而是一个真实存在的灾难。这就是非洲昏睡病。该病是一种致命传染性疾病，通过采采蝇叮咬后传播，在非洲地区十分流行。

　　自史前时代以来，在非洲就有昏睡病。14世纪西部非洲马里的一位国王就是死于这个疾病，他昏睡了大约两年的时间，然后死亡。这是文字记录比较早的昏睡病例。以后的几个世纪里，当西方的殖民者把贸易拓展到西部非洲的时候，他们发现了这个非常奇怪的疾病，得病的人昏睡不醒。人们

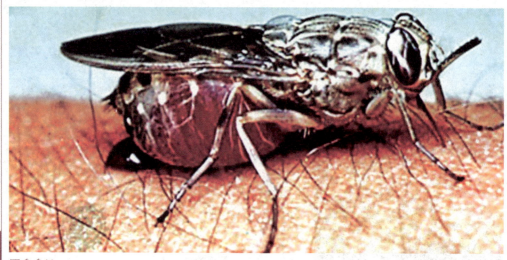

□采采蝇

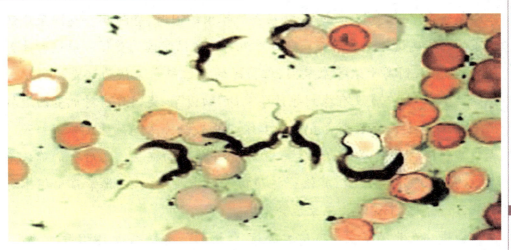

□昏睡病病原体——锥虫

对这个神秘疾病充满好奇，对病因的解释也是千奇百怪，有人认为是喝酒太多造成的，也有人认为是吸食大麻过量，吃变质的食物，或是因为精神创伤造成的。

1850年，英国探险家大卫·利文斯通到非洲探险的时候，在雨林和草原穿越，发现马匹经常死亡，死亡的马都是被苍蝇叮咬过的。这位大夫开始用砒霜治疗患病的马。后来发现，不仅是马、牛、狗会患这个病，这个病的流行还严重影响了当地的经济发展。后来探险者们发现了采采蝇和这种神秘疾病之间的联系，就把这个病直接叫作"苍蝇病"。

1894年，英国军队的外科医生布鲁斯和他的妻子到南非研究牲畜死亡的情况，他们在一头被采采蝇叮咬后得病的牛血里分离出一种微生物，他们认为是这种微小的"魔鬼"导致牛的死亡；于是他们把狗放到采采蝇的生活圈子里，狗回来的时候患了和牛一样的病，布鲁斯夫妇在患病的狗血里发现了同样的微生物。他们把采采蝇放到马厩里，不久马得了病，马血里发现了和患病的牛、狗一样的微生物，布鲁斯夫妇确定了采采蝇、牲畜病死和寄生虫之间的联系。但当时人们还不知道人类的昏睡病也是这个原因造成的。

1901年，科学家在赞比亚的昏睡病人血里发现了一种寄生虫，其形状类似开葡萄酒瓶塞的螺旋起子，动起来也是旋转着，于是科学家给这个小东西起了个名字叫作"锥虫"。就在发现锥虫的同时,昏睡病在英国殖民统治下的乌干达迅速流行开来。当时作为乌干达保护国的英国政府这时才如梦初醒,派人到乌干达寻求病因,但当时的几位科学家认为这是一种细菌感染性疾病,却一直没有找到导致疾病的"细菌"。英国政府对调查的进展很不满意,于是派布鲁斯负责调查工作。1903年,布鲁斯确认是锥虫导致了和牲畜一样的感染,人感染后就会表现出昏睡病的症状。之后人们确认是雌性的采采蝇传播锥虫,其他一些动物例如非洲大羚羊,携带锥虫但不会患病,而人、马、牛等动物感染后会患病。

昏睡病在非洲发生了3次大流行,最近的一次发生在1970年。此后,昏睡病得到了非常有效的控制,但后来,在非洲政治不稳定、战乱连连的地区,昏睡病出现了增长的趋势。今天,锥虫感染仍然是威胁非洲人健康前10位的疾病之一。它仍然威胁着6000万非洲人的健康,每年大约有50万新增病例,造成6万多人死亡,还造成每年超过300万头牛死于锥虫感染,使得感染的地区进入到疾病、贫穷、饥荒和死亡的循环。由于患者都是非洲最贫穷的人,没有可以赚钱的空间,所以没有大药厂花大的精力来研究开发药物,所以这个病被称为"被人遗忘的疾病"。

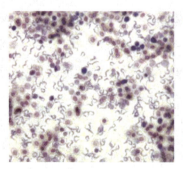

🔖知识链接

昏睡病的防治

昏睡病的防治工作任重道远。2009年,世界卫生组织推出了一种治疗昏睡病的新复方疗法。目前不少非洲国家已经订购新疗法所需的药品和器械。同年9月,乌干达政府宣布将采用空中喷洒杀虫剂的方式,大面积灭杀传播昏睡病的采采蝇,从而达到在全国范围内防治这一热带流行病的目的。

消灭脊髓灰质炎

科普档案 ●疾病名称:脊髓灰质炎　　●症状:发热、食欲不振、多汗、烦躁和全身皮肤过敏等

脊髓灰质炎又名小儿麻痹症,是由脊髓灰质炎病毒引起的一种急性传染病。临床表现主要有发热、咽痛和肢体疼痛,部分病人可发生弛缓性麻痹。儿童发病较成人高,普种疫苗前尤以婴幼儿患病为多,故又称小儿麻痹症。

　　脊髓灰质炎是由脊髓灰质炎病毒损害脊髓的前角运动神经元而引起的急性传染病,由于多发于婴幼儿童,而且得病后常造成下肢麻痹,因而这种病又被称作小儿麻痹。

　　小儿麻痹是儿童瘟疫中传染最快,最令人惶惶不安的疾病。这种病十分古老,在古埃及法老陵墓的壁画中,就画有这样的病人。脊髓灰质炎作为一个病种被准确描述是在 17 世纪,一位叫西德纳姆的英国医生最早描述了脊髓灰质炎的临床症状,还以实体解剖加以佐证。到了 1840 年,法国医生首次报告了脊髓灰质炎的小规模流行后,人们才意识到它是一种流行性很强的传染病。1870 年,科学家通过用显微镜观察脊髓灰质炎病人的组织切片发现,原来用来控制肢体运动的脊髓灰质前角细胞存在萎缩和丢失现象。这引起了专家的警觉,他们发出警告:如果小孩高烧之后突然出现肢体残疾,就很可能已经感染了脊髓灰质炎病毒。如果同时多个小孩出现类似情况,就要警惕脊髓灰质炎的流行了。

　　对于脊髓灰质炎的治疗,科学家一直在努力研究。1929 年,哈佛公共卫生学院的工程师德林克发明了呼吸机,后经过不断完善,得到了广泛的使用。这一机器能够在控制人的呼吸道的中枢神经遭到病毒损坏后,代替肺的功能,直到被麻痹的呼吸肌恢复功能。它挽救了成千上万儿童的生命。

　　20 世纪初,随着牛痘预防天花的成功发现以及以减毒法研制成功的鸡

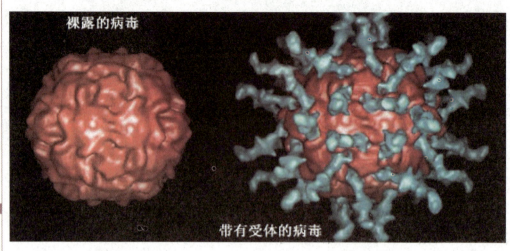

裸露的病毒

带有受体的病毒

□ 脊髓灰质炎病毒

霍乱疫苗和狂犬疫苗,人们对研制脊髓灰质炎疫苗充满了信心,以为在前人成功的基础上很快就能取得重大突破。抱有这种想法的典型代表是美国洛克菲勒医学研究所的弗莱克斯纳,1911年他在《纽约时报》上宣称:"我们即将发现如何预防和治疗脊髓灰质炎的方法。我可以保守地说:离这一天的时间不远了!"然而,事实并非如此,很长一段时间之后,人类对脊髓灰质炎疫苗的研究才有了突破性进展。

在发现脊髓灰质炎病毒方面做出首要突破的是一位维也纳医学院的毕业生兰德施泰纳。兰德施泰纳在与脊髓灰质炎病毒的斗争中做出了一系列重要贡献。他首次用实验证明了脊髓灰质炎病毒是侵袭脊髓神经引发脊髓灰质炎的病原体。他还与别人一起发现脊髓灰质炎病毒可以在神经系统以外的组织里检测到。他们还进一步分离出了这种病毒,为日后研制脊髓灰质炎疫苗奠定了生物基础。

脊髓灰质炎病毒本身有着特殊的复杂性,这为研制它的疫苗增添了不小难度。这种病毒与一般病毒不同,它有3个不同的血清型,要想获得完整的疫苗效果就必须把3个毒株的抗原都纳入疫苗。这项病毒的分型要归功于澳大利亚的伯内特,他用实验证明了脊髓灰质炎的两种已知的病毒具有两种不同的抗原性。这对于研制出脊髓灰质炎疫苗具有重大的推动作用。在此基础上,科学家又发现了第三种不同的毒株。

1949年，美国微生物学家恩德斯等人利用他们首创的体外细胞培养系统，培养出了脊髓灰质炎病毒，并首次发现该病毒也能在脑组织以外的皮肤、肌肉和小肠细胞中繁殖，一举解决了病毒的体外细胞培养难题。他们还证明，病毒在体外培养细胞上能引起可见的细胞破坏，而脊髓灰质炎病毒免疫者的血清能阻断该病毒对细胞的破坏作用。这是研制脊髓灰质炎疫苗的重大转折。

20世纪50年代初，美国病毒学家索尔克等人成功地把3种脊髓灰质炎病毒合在一起，用甲醛灭活制成了疫苗。随后，该疫苗大量用于儿童实验，1955年4月12日，美国小儿麻痹基金会向全国宣布：小儿麻痹疫苗临床试验获得成功。

虽然索尔克疫苗确实有效，但科学家对这种传染病的另外一种疫苗，即减毒疫苗的研究仍在坚持进行。经过不断努力，科学家研制成功了几种减毒疫苗，这其中既安全又有效的是萨宾研制的口服疫苗。1960年，美国宣布用萨宾研制的减毒疫苗代替索尔克的灭活疫苗。

自从脊髓灰质炎疫苗在全世界推广使用以来，人类对小儿麻痹的控制取得了极大的成绩。1962年，全球发病率降到1000例以下；1972年为100例；1992年只发生了2例。经过大规模的免疫接种，发现脊髓灰质炎病例的国家在不断减少。1995~1996年，全世界5岁以下的4亿儿童获得了抗脊髓灰质炎病毒的免疫，此后，世界各国郑重承诺：2000年全球彻底消灭脊髓灰质炎。消灭脊髓灰质炎已经不再是人类的梦想，而是人类战胜传染病的又一个伟大壮举。

📖 知识链接

小儿麻痹糖丸

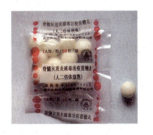

目前我国用来预防小儿麻痹症的疫苗为口服萨宾疫苗——小儿麻痹糖丸，虽然它不是用注射的方式而是用口服的方式，但它也和其他疫苗一样起到免疫作用。它能在肠道细胞内繁殖，并刺激肠壁中的淋巴细胞、浆细胞，使其产生抗小儿麻痹症病毒的抗体，这种免疫功能的建立，就可预防小儿麻痹症。

战胜麻疹病魔

科普档案 ●疾病名称：麻疹 ●症状：初期发热、咳嗽、畏光等，2~3天后口腔颊黏膜粗糙，有细小白点

麻疹是由麻疹病毒引起的急性呼吸道传染病。麻疹的传染性极强，人类为唯一的自然宿主，人群普遍易感。病后有持久的免疫力。以往约90%发生在6个月至5岁的未接种过麻疹疫苗的幼儿，一年四季均可发生，但以冬末春初为多。

麻疹是一种主要发生在婴幼儿身上的急性出疹性传染病，其病原体是一种传染性极强的麻疹病毒，主要通过飞沫、尘埃和用具传播，易感染者接触后感染概率极高。对于麻疹是怎样首次感染人类的，至今还没有科学的解答。科学家们认为麻疹病毒与犬热病毒、牛瘟病毒的基因高度相似，推测可能是由于人与动物的密切接触，使得这些动物病毒的基因发生突变后成为攻击人类的麻疹病毒。

自从人类患有麻疹之后，对于麻疹的治疗方法的探寻，从古时候起，人类就一直没有停止过。在我国传统医学中，最早在汉代张仲景的《伤寒杂病论》和隋代巢元方的《诸病源候论》中对麻疹症状就有记载。最早提出麻疹的预防方法的是李时珍，他在《本草纲目》中提出："用出生后脐带煅制后，以乳汁调服，可预防麻疹。"

对麻疹的一个进步性发现是1846年，当时，一位名叫帕纳姆的年轻丹麦卫生官员在研究法罗岛暴发的麻疹时发现，麻疹感染病愈后能产生终身免

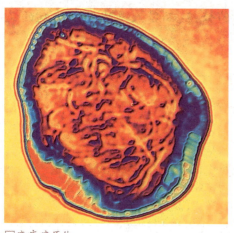
□麻疹病原体

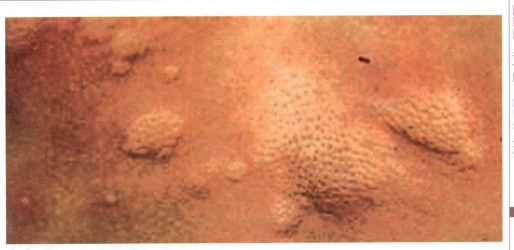

□麻疹病毒

疫。经过详细观察发现,感染麻疹的病人都是 65 岁以下的人,结合当地曾在 65 年前流行过麻疹的历史,帕纳姆得出肯定性结论:患过麻疹的人就获得了终身免疫,人类是麻疹病毒自然感染的唯一宿主。

麻疹作为一种病毒性传染病是在 1911 年被确定的。当时,科学家通过大量的实验证实了帕纳姆的结论,即麻疹的自然宿主只有人类。20 世纪 50 年代以后,有了可靠的实验室检验技术和临床观察记录,人类对麻疹的认识进一步清楚了,有关麻疹流行的记载也越来越多。通过科学观察,人们才发现麻疹病毒的传播途径是空气中的飞沫,并确定了麻疹从潜伏期到发病期是感染后的 8~12 天。麻疹病毒一旦感染,就很难阻止它的扩散。20 世纪 60 年代以前,各国为了防止麻疹传播,采用的最主要方法就是保护易感染人群。这种被动局面直到 1963 年才有了根本性的好转,这一年人们发现了麻疹的克星——麻疹疫苗。

在发现麻疹疫苗的过程中,我们不能忘记美国著名的微生物学家恩德斯。当人们认识到麻疹是病毒性疾病,患者可以获得终身免疫以及只有人类是麻疹病毒的自然宿主时,麻疹疫苗的研制就被提上了日程。在麻疹疫苗的研制过程中,恩德斯的成就是最为辉煌的。恩德斯及其同事在前人研究的基础上,从一位急性麻疹病人的血液里获取了麻疹病毒,并将病毒在人和猴子肾脏细胞里进行培养分离。这些病毒后来又经过培养与传代,成

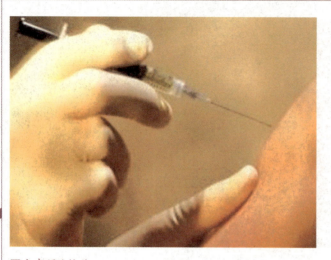
□ 麻疹预防接种

了我们今天使用的麻疹疫苗的"祖先"。然而,这距离成功地研制出麻疹疫苗还有相当长的一段时间。这是因为在人体之外培养出麻疹病毒,使病毒经过不断的传代之后减毒,从而达到既使病毒失去致病能力又能引发机体保护性的免疫反应,是一个庞大的系统工程。恩德斯及其同事经过大量的实验,终于在1961年宣布可以通过接种疫苗预防麻疹病毒感染。这一成功拉开了人类战胜麻疹病毒的序幕。

20世纪60年代以后,在美国和世界上其他国家广泛开展了麻疹疫苗接种,很快都取得了显著效果,使得麻疹的发病率大幅度下降。各种实验表明,在接种一次麻疹疫苗后,95%~97%的易感染者可以产生相应的抗体。在实施麻疹疫苗接种方面,赞比亚堪称楷模。赞比亚在开展大规模麻疹疫苗接种之前,每年都发生上千例麻疹,1967~1970年在广泛进行免疫接种之后,其发病率降到了零。这说明,如果各国都开展强制性的疫苗接种,在世界上绝大多数地区控制麻疹的流行是完全可以办到的。

为了达到人类完全控制麻疹的目标,一个问题就显露出来,那就是那些相当数量的接种疫苗后却不产生抗体的人该怎么办?为了解决这个问题,科学家建议实施第二次接种,也就是在第一次免疫接种后间隔一段时间再进行接种。目前,古巴、瑞典、芬兰等国家采用这种二次疫苗接种方案已经完全消灭了麻疹。美国采用这种方法也使得麻疹发病人数由每年的200万例下降到目前的几百例。

麻疹病毒是没有国界的,想要在世界上完全消灭麻疹,几个或者几十个国家消灭麻疹是不可能达到目标的。如果有少数国家和地区仍有易感染人群,人类就不能彻底控制麻疹病毒的蔓延。因此,这就要求每一个国家和地区都开展强制性的麻疹疫苗接种。但是,世界上还是有一些国家实行的是自愿接种。如日本,多年前,日本废止了强制性的麻疹疫苗接种,而由此引起的严重后果随之就产生了。在废止前,日本每年发生的麻疹不过几千例,而废止之后,仅1995~1997年就暴增至20万例。这种教训是任何国家都应该汲取的。

世界卫生组织认为,彻底在全世界消灭麻疹有充分的科学依据。这是因为科学已经证实人类是麻疹病毒的唯一宿主,而人一旦获得免疫就可以得到终身保护。目前,麻疹这个恶魔已经在许多国家被征服,可是想要彻底清除它,就必须进一步依靠科学。

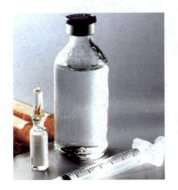

📕知识链接

儿童麻疹疫苗

我国规定满8个月的儿童就要开始接种麻疹疫苗。这是因为新生儿体内含有从母亲那里得到的麻疹抗体,可以保护婴儿不得麻疹。8个月后,从母亲那里得到的抗体逐渐消失。如果过早地接种疫苗,婴儿体内的母体抗体尚未消失,它就会杀死注射到儿童体内的麻疹疫苗,从而就不会产生抵抗麻疹病毒的免疫力。

世纪瘟疫艾滋病

科普档案 ●疾病名称：艾滋病　　●症状：发热、咽痛、恶心、腹泻、皮疹、关节痛、淋巴结肿等

> 　　被称为"世纪瘟疫"的艾滋病病毒，自从被发现起，直到今天，科学家也没有研制出疫苗，医学界在研制杀菌剂方面的努力同样遭到挫败，因为艾滋病病毒堪称人类迄今为止所遇到的最狡猾的"杀手"，它经常发生变异。

　　正当人们为 20 世纪以来，生物学、医学的巨大发展而欢欣鼓舞时，一个可怕的幽灵——艾滋病正在向人们袭来。为此，生物学、医学界面临着一次严峻的考验，将迎接新的挑战。

　　1980 年 6 月，加拿大人盖尔坦·杜加斯在美国旧金山找到一家医院，要求做美容手术，以割除脸上新长出来的一个紫色肉疣。平时，这种手术是非常简单的，在技术高明、设备齐全的美国医院里，这不过是小菜一碟。盖尔

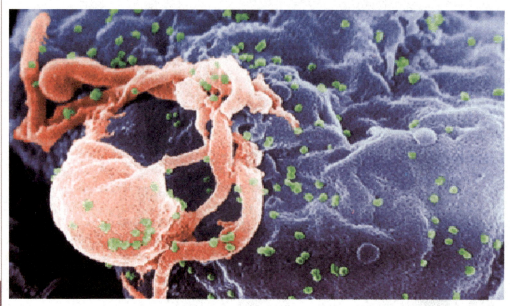

□艾滋病病毒

坦手术后割下的疣子被送到化验室做例行的活体组织检查。10分钟后化验报告出来了,主刀医生被化验报告上的字样吓了一跳——这不是一般的肉疣,而是一种很罕见的皮肤癌卡波济肉瘤。3个月过去了。盖尔坦先生的癌症已全身广泛转移,他极度衰弱,成天在痛苦中与死神搏斗。与此同时,他的两名同性恋

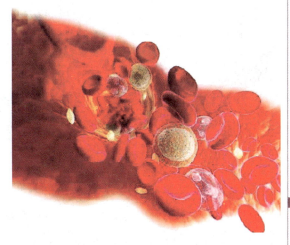

□艾滋病血液

伙伴也都出现了同样的紫色疣子,经医生诊断后也住进了医院。为了抢救这三位奇怪的病人,医生们尽了自己最大的努力,但都没有效果,只能束手无策地看着他们在痛苦中挣扎,最后悲惨地死去。

1980年11月,刚从美国斯坦福大学毕业的免疫学专家戈特利布在洛杉矶的医院也接收了一位病人,这病人是男性,31岁,喉头被大量念珠菌感染,几乎不能呼吸了。稍后,还发现病人肺部被卡氏肺囊虫感染,血液里缺乏一种免疫细胞T-助细胞。根据病人自述,他并非先天性免疫缺乏症者,也未进行过任何足以破坏免疫系统的治疗或工作。那么这是一种什么样的怪病呢?戈特利布百思不得其解。最后,他的目光落在病历上的一行字"同性恋者"。不久,加利福尼亚的同性恋病专家韦曼将一位病人转给了戈特利布,这是一位同性恋倾向的男青年,同样也患有肺孢子虫病、后天免疫功能缺乏症。戈特利布与韦斯曼共同研究发现,在韦斯曼医生最近收治的病人中有20位男性同性恋病人的免疫系统发生了同样的变化。于是他们敏感地提出了一个问题:难道这病与同性恋行为有关?

1981年7月,性病专家玛丽在美国一些大城市进行了调查,发现卡波济肉瘤和肺孢子虫病已经在同性恋者中蔓延开了。在华盛顿地区未患病的同性恋者中,有一半的人免疫系统都不正常,这就意味着他们也将患上同

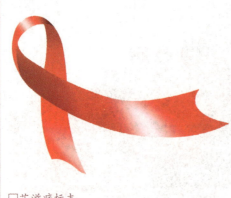

□艾滋病标志

样的怪病。几位科学家共同给这一现象起了个名字：同性恋致免疫缺乏症。

科学家们在进一步的研究中又发现，这种"同性恋致免疫缺乏症"还可以通过吸毒者互换注射器、孕妇传染给胎儿、输血等途径传染。而最令人不安的是，它被证明能通过性行为而传播，这足以使每一个美国人都感觉到死亡的威胁。鉴于这些发现，1982年7月在美国华盛顿举行的学术讨论会上，专家给它重新命名为"后天免疫缺乏综合征"，简称"艾滋病"。

1983年，法国科学家西诺西和蒙塔尼开始从淋巴结肿大的同性恋艾滋病早期患者身上提取淋巴细胞。随后，他们很快发现了人类免疫缺陷病毒，也就是如今人们熟知的艾滋病病毒。

被称为"世纪瘟疫"的艾滋病病毒被发现后，人们以为就像抗生素和牛痘疫苗的发明一样，人类可以很快找到对付这种病毒的有效药物，从而阻止它的蔓延。20世纪90年代中期，"鸡尾酒疗法"的出现令艾滋病从一种判了死刑的疾病变成可以控制的疾病。然而，直到今天，科学家还没有研制出艾滋病疫苗，而医学界在研制杀菌剂方面的努力同样遭到挫败，因为艾滋病病毒堪称人类迄今为止所遇到的最狡猾的"杀手"，它经常发生变异。

艾滋病病毒是如何破坏人体免疫系统的呢？原来，人体的免疫系统主要靠白细胞和淋巴细胞发挥作用，特别是淋巴细胞，它是人体免疫系统中的主力军。当一般的细菌、病毒等病原体进入人体后，均被免疫系统所破坏、消灭和消除掉。但当艾滋病病毒侵入人体碰到淋巴细胞时，淋巴细胞不仅不能消灭艾滋病病毒，反而成了艾滋病病毒的生长繁殖场所，然后将其淋巴细胞破坏掉。这样，一传十、十传百地将大量淋巴细胞破坏掉，甚至消灭了淋巴细胞，人体因此处于毫无抵抗力的境地，这就是所谓的免疫缺陷状态。由于人体缺乏免疫功能，各种各样的肿瘤和感染的机会随之发生。从感染艾滋病病毒到出现状态，潜伏期相当长。大约 6~10 年，这样，为艾滋病的传播打开了绿灯。

自从科学家给艾滋病定了名，并发现了艾滋病病毒，世界各地艾滋病患者的数量便以令人难以置信的速度剧增，至今已在全球夺命 2500 万例，另有 3300 万人受感染。到目前为止还没有发现人体可以自动或被动产生有效的抗艾滋病病毒的抗体，也没有发现任何个体可以免受艾滋病病毒感染，这就是说，人人都是易感者。因此，保护易感人群最有效的方法就是对全民进行预防艾滋病的宣传教育。另外，切断艾滋病的传播途径也是预防艾滋病的有效措施之一。

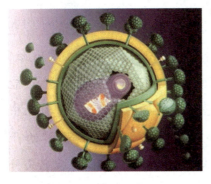

📖 知识链接

艾滋病新抗体

　　人类目前仍然在积极对抗艾滋病，并没有丧失战胜它的希望。2009 年，一个多国科学家和研究所联合组成的团队找到了艾滋病的"命门"：两种之前从未发现过的新抗体——PG_9 和 PG_{16}。新抗体对艾滋病病毒有广泛的克制作用，能够攻击多种艾滋病病毒毒株的薄弱环节，这给科学家研制艾滋病疫苗带来了希望。

可怕的埃博拉病毒

科普档案 ●疾病名称:埃博拉出血热　　●症状:肌肉关节疼痛、脏器出血、心肝肾功能衰竭等

经观察发现,埃博拉病毒传染极快,病人一旦发病就必须立即被隔离,与病人接触过的人也必须接受定期检查。目前,全球医学界还没有找到预防这种疾病的疫苗和可以治愈这种疾病的药物。

有一位医学专家在 30 多年前就曾指出:在地球上,人类如果要生存下去,就必须战胜病毒,病毒是威胁人类生命的最危险敌人。这句话不幸地被言中了。正当人类为消灭天花、麻疹而沾沾自喜的时候,大批凶狠的病毒已悄然扑向人类。在 20 世纪新发现的病毒中,有一种名叫"埃博拉"的可怕病毒,它是人类迄今发现的死亡率最高的一种病毒,感染埃博拉出血热的患者死亡率为 50%~90%。

埃博拉出血热首次有记载是在 1967 年。当时,德国的马尔堡、法兰克福与南斯拉夫的贝尔格莱德 3 个研究中心,为了研制一种疫苗,从非洲乌干达进口了一批长尾绿猴。不久,接触过绿猴的实验室人员先后出现畏寒、发热、头痛、肌肉关节疼痛、眼结膜充血、浑身出现红色斑疹等症状,一开始人们误认为是普通的感冒、麻疹或伤寒等疾病。然而,没过几天,患者的病情急转直下,人体内外的各个脏器出血,血压急剧下降,心、肝、肾功能衰竭,甚至全身细小的毛孔中都渗出一颗颗不会凝固的血珠。原发病例共 5 人,后来又传

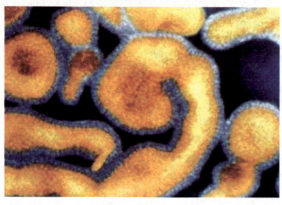
☐埃博拉出血热病原体

染了医院中的医护人员，继发性感染了6人，死亡7人。当时，人们把这种前所未见的疾病叫作"马尔堡病毒"。由于这种疾病一闪而过，没有引起人们的足够重视。

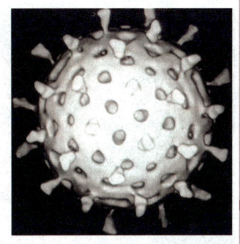

□埃博拉病毒

1976年6月，苏丹努扎拉镇的一名男性仓库管理员因突然发烧、头痛而入院，又因鼻、口腔与消化道大量出血而死亡。这一事件发生后，又逐渐发现死者周围的人发病，最后情况极为严重，共有284人发病，其中151人丧命。又过了两个月，同年8月底，扎伊尔一所学校的校长患病，9月8日不治身亡。随着病人的死亡，医护人员被感染的人数也在不断增加，一个一个地相继倒下，医院也瘫痪了，人人都战战兢兢地祈祷着厄运不要降临到自己的头上。最终318例患者中有280人死亡。直到这时，埃博拉病毒才引起全世界医学界的普遍关注。当时人们根本不了解该病毒，故以患者最早出现地附近的河川命名，称为"埃博拉病毒"，所引起的疾病名称为"埃博拉出血热"。

1995年，埃博拉出血热再次暴发。第一个被发现的病人是个36岁的医院化验师，名叫金夫姆，他的工作是采集血样。当时他发病的症状是腹泻和发热，被诊断为痢疾，几天后发生出血并随即死亡。这时，人们才意识到，金夫姆患的根本不是痢疾，而是19年前猖獗一时的埃博拉出血热。后来相继发生了一批类似病人，其中包括与金夫姆密切接触的护理人员。世界卫生组织的专家将病人的血样运往美国亚特兰大的疾病控制和防治中心化验，证实确是埃博拉出血热的再次暴发。

1995年4月中旬，埃博拉出血热在非洲扎伊尔蔓延。据世界卫生组织报告，扎伊尔发现了316个出血热病例，245人死亡，死亡率达77%。1996年2月19日，世界卫生组织证实，在加蓬发现埃博拉出血热病，20名患者中已有13人死亡。这些患者以一死猩猩为食，在接触猩猩尸体的过程中染

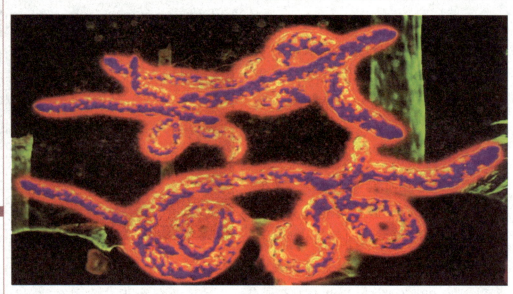

□埃博拉病毒

上了埃博拉病毒，该病毒通过血液和其他体液传染。患者平均年龄为18岁。在13名死亡者中，12人已被证实直接接触了死猩猩的血液。这是非洲再一次埃博拉出血热的流行。

研究发现，埃博拉病毒的形状宛如中国古代的"如意"。它传染极快，所有病人一旦被发现就必须立即被隔离，与病人接触过的人也必须接受定期检查。目前，全球医学界还没有找到预防这种病的疫苗和可以治愈这种疾病的药物。但只要及时采取控制措施，严格隔离病发区，病毒的传播就能得到有效遏制。

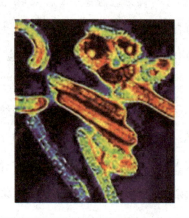

📚**知识链接**

埃博拉病毒感染症状

埃博拉病毒不通过空气传播，而以血液、尿液为媒介经由伤口侵入人体。感染者均是突然出现高烧、头痛、咽喉痛、虚弱和肌肉疼痛。然后是呕吐、腹痛、腹泻。发病后的两个星期内，病毒外溢，导致人体内外出血、血液凝固、坏死的血液很快传及全身的各个器官，病人最终出现口腔、鼻腔和肛门出血等症状，可在24小时内死亡。

维生素 B₁ 与脚气病

科普档案 ●疾病名称:脚气病　●症状:多发性神经炎、食欲不振、大便秘结、心力衰竭等

维生素 B₁ 是人类发现的第一种维生素。维生素 B₁ 缺乏时,可引起多种神经炎症,如脚气病菌。18~19 世纪,东南亚一带每年有几十万人死于脚气病。在现代医学上,用维生素 B₁ 制剂治疗脚气病和多种神经炎症有显著疗效。

19 世纪 80 年代,荷兰统治下的东印度群岛上的居民长期受着脚气病的折磨,患这种病的人总觉得身体疲乏、胳膊和腿像瘫了似的,最后导致死亡。为解除这种病对荷属东印度群岛的威胁,1886 年,荷兰政府成立了一个专门委员会,开展研究防治脚气病的工作。

荷兰医生克里斯蒂安·埃克曼也参加了这个委员会的工作。当时科学家和医生们认为脚气病是一种多发性的神经炎,并从脚气病人血液中分离出了一种细菌,便认为是这种细菌导致了脚气病的蔓延,它是一种传染病。然而埃克曼总感觉问题没有得到完全解决。这种病如何防治,是否真是传染病,这些问题都还未解决。他继续进行着这种病的研究工作,并担任了新成立的病理解剖学和细菌学的实验室主任。

1896 年,就在他做实验的陆军医院里养的一些鸡生病了,这些鸡得的就是"多发性神经炎",

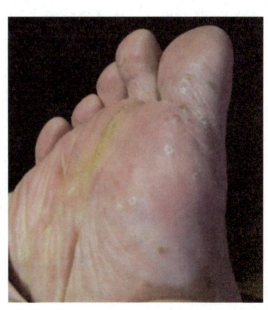

□脚气病

发病症状和脚气病症状相同。这一发现使埃克曼很高兴，他决心从病鸡身上找出得病的真正原因。起先他想在病鸡身上查细菌。他给健康的鸡喂食从病鸡胃里取出的食物，也就是让健康的鸡"感染"脚气病菌，结果健康的鸡竟然全都安然无恙。这说明细菌并不是引起脚气病的原因。究竟是怎么一回事呢？就在埃克曼继续着他的实验的时候，医院里的鸡忽然一下子都好了。原来在鸡患病之前，负责喂鸡的人一直用医院病人吃剩的食物喂鸡，其中包括白米饭。后来，这个喂鸡的人调走了，接替他的人觉得用人吃的上好的食物来喂鸡太浪费了，便开始给鸡吃廉价的糙米。意想不到的是，鸡的病反而好了。

埃克曼分析：稻米生长的时候，谷粒外包裹着一层褐色的谷皮，这种带皮的米就是糙米。碾去谷皮，就露出白色的谷粒，这就是白米。这里的人喜欢吃白米饭，给鸡吃的剩饭也正是这种白米饭，结果一段时间后，就会得多发性神经炎。这样说来，很可能在谷皮中有一种重要的物质，人体一旦缺乏后，就会得多发性神经炎。考虑了这些情况后，埃克曼决定再做一番实验。他选出几只健康的鸡，开始用白米饭喂它们。过了一阵子，鸡果然患了多发性神经炎。他随即改用糙米来喂养，很快这些鸡都痊愈了。埃克曼反复这样的实验，最后他可以使鸡随时患病，随时复原。后来，埃克曼把糙米当作"药"，给许多得了脚气病的人吃，果然这种"药"医好了他们的病。

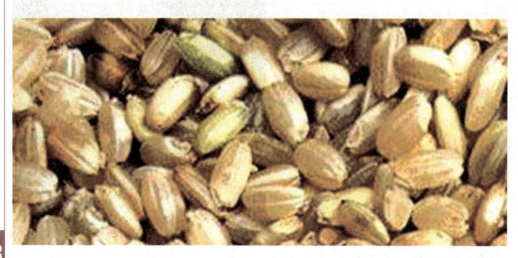

□糙米可治脚气病

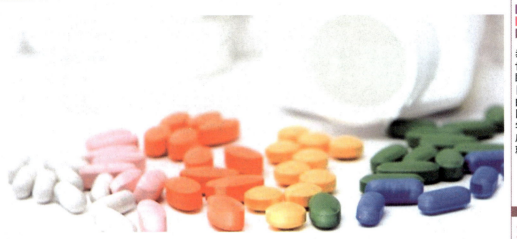

□ 维生素B₁可治脚气病

　　埃克曼虽然找到了治脚气病的方法,但并没有搞清米糠里含有什么物质。1911年,日本化学家铃木从稻米壳中提取了抗脚气病的白色晶体,起名叫维生素 B₁。同年,波兰科学家芬克在英国也从米糠中分解出一种药用物质。他把这种物质叫作"维他命",并证明人体内如果缺少了它,就容易疲倦、食欲不振、浑身酸痛和患脚气病。芬克当年发表了这一研究成果。芬克发现的维他命与铃木发现的维生素 B₁是相同的东西,但在欧洲,芬克比较有名,所以芬克被认作是维生素的发现者。

　　维生素 B₁是人类发现的第一种维生素,为了赞誉埃克曼医生发现维生素的先驱作用,1929年,他荣获了诺贝尔医学和生理学奖。

📖 **知识链接**

维生素 B₁

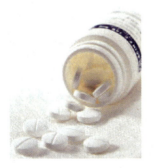

　　维生素 B₁主要存在于种子的外皮和胚芽中。维生素 B₁缺乏常常发生在以谷类为主食的地区,其原因在于去除麸皮和糠的过程中,维生素 B₁的损失很大。另外,维生素 B₁在高温下,尤其在碱性溶液中非常容易被破坏,煮饭时加碱和丢弃米汤也会造成其严重丢失。

维生素C 与坏血病

科普档案 ●疾病名称：坏血病 ●症状：全身乏力，精神抑郁，营养不良，牙龈肿胀、出血，皮肤瘀斑等

　　18世纪，坏血病在远洋航行的水手中非常普遍，由于那时的人们对它的产生原因不了解，所以被称作"不治之症"。一直到1911年，人类才确定它是因为缺乏维生素C而引起的。

　　几百年前的欧洲，长期在海上航行的水手经常遭受坏血病的折磨，患者常常牙龈出血，甚至皮肤瘀血和渗血，最后成批成批痛苦地死去，人们一直查不出病因，所以称坏血病为"海上瘟疫"。

　　当时，人们对这种可怕的疾病有着各种各样的解释，治疗方法也是千奇百怪，例如用醋、稀硫酸和盐酸、含水银的药膏……当然也包括放血疗法来治疗此病。一些军医发现得病的士兵都很懒惰，所以干苦力也是一种治疗方法，但显然这些军医没有搞清楚懒惰是患病的结果，不是原因；还有医生把得病的人埋到沙子里，当然没有任何一种方法是奏效的。

　　1747年，英国皇家海军外科医生詹姆斯·林德在一条军舰上做军医，船出港不久，士兵们就陆续患上了坏血病，詹姆斯决定把患病的12名士兵分成6组，每组2人，他把这些患病情况类似的病人都集中到一起，吃住条件都一样，然后他对不同的组采取了不同的治疗方法，第一组每天喝一杯苹果酒；第二组每次喝25滴稀硫酸，一天3次；第三组每次喝2勺醋，一天3次；第

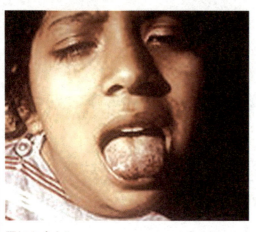
□坏血病症状

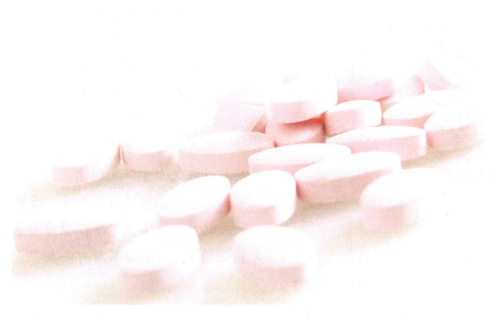

□维生素C

四组每天喝半杯海水；第五组每天吃用大蒜、芥末、萝卜根做的药膏；第六组每天吃1个柠檬和2个橙子。

　　这个实验只持续了14天，因为柠檬和橙子都用完了，结果令林德既吃惊又振奋，吃柠檬和橙子的第六组病人完全康复了，喝苹果酒的第一组病人病情有所改善，其他各组没有任何变化，病人依旧在坏血病的痛苦中煎熬。现在，我们可以从这个小样本的实验中看到随机对照临床试验的影子，就是这个有着科学含义的早期临床研究，使得人们在长久的黑暗里看到了一丝光亮。

　　6年之后，林德大夫把他的发现写到了一本书里，他认为饮用柠檬汁一样可以治疗坏血病，但为了保质，他建议把柠檬汁煮开后装瓶，以备长期食用。但这个建议是错误的，因为维生素C在加热后被破坏了，这种柠檬汁没有治疗效果，所以人们并不认可林德的新发现。英国海军依旧在坏血病的极大杀伤力面前束手无策，1756～1763年的7年时间里，死于坏血病的海军士兵超过了10万人。

　　1780年，英国军医吉尔伯特·布兰注意到了33年前林德的实验，他建

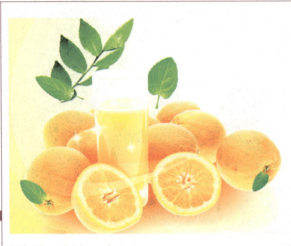

□ 柠檬可预防坏血病

议在去加勒比海航行的海军的饮食里加上柠檬，在这个建议生效的前一年，1518名舰队的士兵死于坏血病，自从饮食里添加了柠檬后，死于坏血病的士兵减少了一半。布兰大夫确信在饮食中加入柠檬是预防和治疗坏血病的有效手段。15年之后，他当上了军队医疗委员会的重要官员，在他的大力推动下，从1795年起，英国海军所有士兵每天的饮食里都加上了一小杯柠檬汁。

就是这每天一小杯的柠檬汁，使得患坏血病的英国海军士兵大量减少，和欧洲的其他竞争对手相比，这就给了英国海军极大的优势，他们的舰队可以航行得更远，可以不靠岸在海上航行得更久，英国的海军成了无敌的舰队。

为什么柠檬汁会对坏血病有特殊疗效呢？经过现代科学家们的研究后终于发现：那些患坏血病的水手们主要是体内缺乏维生素C的缘故。世界上几乎所有的动物都会自己制造维生素C，只有人和类人猿等不会自己制造维生素C，只能靠吃水果、蔬菜等含有维生素C的食物来维持生命。船员们由于长期吃黑面包、咸鱼肉，便使体内缺少了维生素C，就得了坏血病。

📖 知识链接

维生素C

维生素C又叫抗坏血酸，它是1907年由挪威化学家霍尔斯特在柠檬汁中发现的，可人工合成。它是无色晶体，化学性质较活泼，遇热、碱和重金属离子容易分解，所以炒菜不可用铜锅而且不可以加热过久。维生素C的主要功能是帮助人体完成氧化还原反应，提高人体灭菌能力和解毒能力。

维生素 D 与佝偻病

科普档案 ●疾病名称：佝偻病　　●症状：方颅、肋串珠、鸡胸或漏斗胸、骨质软化等

维生素 D 的发现是人们与佝偻病抗争的结果。维生素 D 主要用于组成和维持骨骼的强壮。它被用来防治儿童的佝偻病和成人的软骨症、关节痛等。患有骨质疏松症的人通过添加维生素 D 和镁可以有效提高钙离子的吸收度。

佝偻病又称维生素 D 缺乏症，是一种多发生于婴幼儿的疾病，患者因为骨骼不能正常钙化，在生长过程中极易发生弯曲变形，出现如 O 形或 X 形腿、胸骨外突、肋骨串珠、脊柱弯曲、出牙推迟等现象。

16~19 世纪的英国，尤其是在终年不见阳光的"雾都"伦敦，很多工业区随处都可以看到由于佝偻病而致残的儿童。这些孩子从婴儿时期就出现方颅、肋串珠、鸡胸或漏斗胸，年纪再大些，由于骨质软化，出现膝内翻或膝外翻，严重者甚至会影响行走。在很长的一段时间里，人们都不清楚这种可怕的疾病到底是由什么原因引起的。

直到 19 世纪末 20 世纪初，科学家终于发现，佝偻病的发生与饮食及日光照射有着密切的关系。随着研究的深入，尤其是流行病学调查的开展，人们发现，在人口密集的城市里，佝偻病的发病率明显高于农村；寒冷多雾的冬春季发病率多于阳光明媚的夏秋季；户外活动少的妇女、儿童和老人，佝偻病或骨软化症的发病率高；儿童长大开始行走后，由于能得到较多的日光照射，发病率就会明显下降。

经过多年的经验积累，医生们开始用鱼肝油和晒太阳的方式治疗佝偻病。但

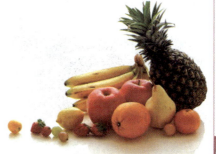

□ 多吃含维生素D的水果能预防佝偻病

是,引起佝偻病的原因到底何在呢?为什么两种完全不同的方式可以治疗同一种疾病呢? 随着化学、医学等学科的飞速发展,科学家终于揭开了这个谜团:阳光中的紫外线和鱼肝油都与人体中的"抗佝偻病因子"——维生素D有着密切的关系。因为维生素D可以在阳光的照射下由存在于人皮肤下的一种胆固醇直接合成,所以维生素D又被称为"阳光维生素"。

维生素D的来源主要有两种途径:一是通过摄取富含维生素D的食物,二是通过紫外线的照射体内合成。前者摄取的维生素D在小肠内吸收,为内源性维生素D的来源。在食品中,海水鱼、肝脏、蛋黄等动物性食品和鱼肝油制剂中含有大量的维生素D,植物性食品中几乎不含有维生素D。尽管食物内含有维生素D的量有高有低,但研究发现,消化后真正被内源性吸收的维生素D微乎其微,完全不能满足机体对维生素D的需求。因此,营养素补充主要依赖阳光,即紫外线的照射。紫外线的照射与不同的地理纬度、季节变化和天气状况极为相关。夏天和冬天的户外紫外线量不同,阴天和晴天的量多少不一。只要经常参与户外活动和锻炼,坚持2~3个月以上的照射,机体维生素D缺乏的状况就会得到良好改善。白色皮肤和有色皮肤产生维生素D的能力一样,但是年龄增长,能力下降,因而年长的人需要将户外活动和停留的时间延长。

因为维生素D是脂溶性的,一次性大量摄入或者长期超量摄入会使维生素D蓄积在脂肪组织中引起中毒,出现食欲不振、恶心呕吐、头疼多尿,甚至出现软组织钙化及肾结石等。所以,千万不可盲目补充维生素D。

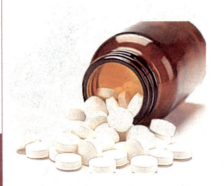

📖知识链接

缺乏维生素D的影响

近年来,愈来愈多的证据表明维生素D缺乏甚至可能具有致命的危险。研究发现,维生素D对心脏病、肺病、癌症、糖尿病、高血压、精神分裂症、多发性硬化等疾病具有重要作用。但是,只要我们每天接受充足的阳光,就可以获得满足人体90%的维生素D需求量,而剩下的10%则需要从每日的饮食中去获取。

生命第一痛——痛风

科普档案 ●疾病名称:痛风 ●症状:发作部位出现红肿、剧烈疼痛 ●病因:嘌呤代谢紊乱

痛风是一种由于嘌呤生物合成代谢增加,尿酸产生过多或排泄不良而致血中尿酸升高,尿酸盐结晶沉积在关节及其他组织中引起的反复发作性疾病。痛风多发人体各部位,发病时关节剧烈疼痛,使人痛不欲生。

病来如山倒,病去如抽丝。这句话用来形容痛风再恰当不过了。痛风不仅令患者感到剧痛,更会长期纠缠患者,难以根除,因此被人们称为"生命第一痛"。

痛风是一种因嘌呤代谢障碍,使尿酸沉积而引起的疾病,属于关节炎的一种,又称代谢性关节炎或高尿酸血症。痛风有"王者之病""富贵病"之称,其原因是历史上有很多王公贵族、达官名人患这种疾病,如13世纪上叶的法国在近半个世纪中,有十几位国王罹患痛风。

痛风如此频繁地光顾达官贵人,很自然地让人们联想到他们的生活方

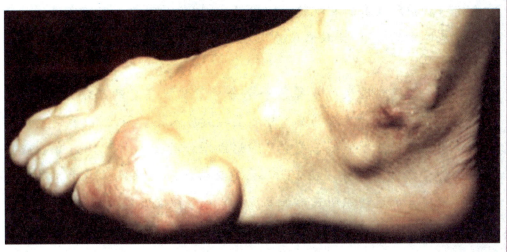

□痛风症状

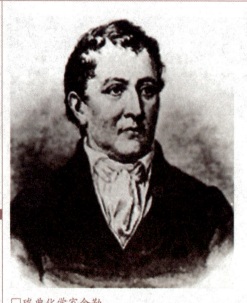

□瑞典化学家舍勒

式。16世纪的英国漫画经常把痛风患者描述为如此情景：脚上绑绷带，坐在自己的农庄里，手里端着葡萄酒杯的胖老头。葡萄酒和容器成了人们怀疑的对象，当时葡萄酒是通过铅壶或铅做衬里的铜壶酿制的，因此人们想到了痛风可能是铅中毒所致。那时，帝王将相过着酒席不断的富贵生活，所以痛风多肆虐于这一人群，而普通百姓以粗粮素食为主，极少患痛风病。后来，由于欧美一些国家科学的进步，经济迅速发展，富裕阶层扩大，除帝王将相外，政府职员、商贩、医生、律师、技术工人和牧师等人群的饮食结构也发生了变化，所以痛风很快在欧洲蔓延，成为常见病。

在18世纪以前，人类对于痛风的认识一直没有重大进展。1684年，显微镜先驱列文虎克首次描述了痛风石内尿酸钠结晶在显微镜下的外观："有着长形而透明的小微粒状物质，许多呈两头尖，形态类似一段段的马尾。"在近一个世纪以后的1776年，瑞典化学家舍勒证实痛风患者尿结石中含有一种前所未有的有机酸。1798年，法国化学家福克罗伊发现该物质是正常尿液中的成分，故取名尿酸。从此，拉开了尿酸与痛风发病相博弈的序幕。

1847年，英国医生加罗德第一个分析了痛风患者的血清，并发现血尿酸浓度在痛风或肾衰竭的病人中明显较健康人高。因此，他假定痛风可能是由于肾脏排泄功能低下或者尿酸形成增加所致。他于1855年出版了第一部关于痛风的专著。在1876年，他又假定急性痛风是由于尿酸钠沉淀于关节或其邻近组织所致。加罗德关于尿酸以及痛风的研究及论述，奠定了当今人们认识高尿酸血症和痛风的理论基础，因此被誉为"现代痛风之父"。

现在我们已经知道,在人体内有一种叫嘌呤的物质,当它的代谢发生紊乱后就会引起痛风。嘌呤经过一系列代谢变化,最终形成的产物叫尿酸。尿酸在人体里没有什么生理功能,在正常情况下,体内产生的尿酸2/3由肾脏排出,1/3由大肠排出。体内的尿酸是在不断地生成和排泄的,因此它才能在血液中维持一定的浓度。在嘌呤的合成与分解过程中,有多种酶的参与,由于酶的先天性正常代谢发生紊乱,使尿酸的合成增加或排出减少,均可引起高尿酸血症。当血尿酸浓度过高时,尿酸即以钠盐的形式沉积在关节、软组织、软骨和肾脏中,引起组织的异物炎症反应,进而成了引起痛风的祸根。

据统计,我国痛风患者超过8000万人,且以10%的速度逐年递增。痛风已经成为我国仅次于糖尿病的第二大代谢类疾病。要控制痛风,关键是控制饮食,多食含嘌呤低的碱性食物,如瓜果、蔬菜,少食肉、鱼等酸性食物,做到饮食清淡,低脂低糖,多饮水,以利于体内尿酸排泄。

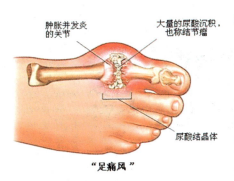

肿胀并发炎的关节

大量的尿酸沉积,也称结节瘤

尿酸结晶体

"足痛风"

📖 知识链接

痛风的临床表现

痛风临床表现为患者脚趾、踝、手、膝、肘等关节出现肿胀、热痛、僵硬,并伴有头疼、发热等症状;沉积尿酸结晶引起关节变形或形成痛风石,使关节无法活动。痛风石除在关节、肌腱及其周围沉积外,还可在肾脏沉积,并可发生尿酸盐肾病、尿酸性尿路结石等,严重者可出现肾功能不全等症状。

情绪紧张导致的疾病

科普档案 ●疾病名称：高血压、心脏病、胃肠道疾病、糖尿病、妇科疾病 ●诱因：情绪紧张

情绪紧张是身体对各种负担的一种非特殊反应，当紧张激素充斥身体各个器官时，人体的抵抗能力受到破坏，就容易产生精神烦躁、神经过敏，也容易患高血压、心脏病、癌症等疾病。

今天，情绪紧张已成为社会上绝大多数人的通病。小学生因学习任务繁重而处于紧张状态；大学生、中学生因面临各种考试压力而万分紧张；妇女由于职业与家庭的双重负担而紧张；工人和职员也因职业要求越来越高而精神紧张。

研究证实，情绪紧张实际上是身体对各种负担的一种非特殊的反应，是对身体中有机组织的调节行为。只有过度紧张才会对身体造成损伤，当紧张激素泉涌般地充斥身体各个器官时，人体的抵抗能力受到破坏，那么

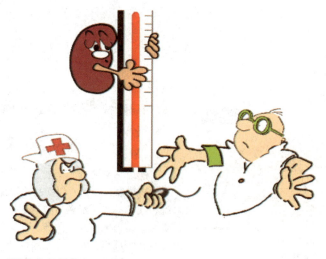

□高血压患者

就容易产生精神烦躁、神经过敏,也容易患高血压、心脏病,甚至癌症。例如与紧张有密切关系的血压波动是循环系统中由于紧张等因素而产生的不平衡现象,血压和血液循环速度均受体内各部位肌肉动作的影响,而肌肉又受神经系统的支配。当人们处于紧张状态时,动脉肌肉不能放松,它直接影响到血压和血液循环速度,也使大脑神经因负担加重而不能发出正确指令。这时就可能产生紧张过度高血压,更容易导致心脏病心肌梗死或肾衰竭。通过近年来的研究发现,与情绪紧张相关的疾病还包括胃肠道疾病、尿路结石、风湿性关节炎、多种硬化症、狼疮、糖尿病以及妇科疾病等。

精神紧张与胃肠道有着十分密切的关系。人在心情愉快时,可使神经系统正常地活动,正确、有序地指挥支配胃肠道的分泌和运动,十分有利于食物的正常消化和吸收,对胃肠系统起着保护和促进作用,并有助于慢性胃肠道疾病的康复。相反,如果长期精神紧张、情绪低落,总被忧愁、悲哀、焦虑、气愤等不良情绪左右,很容易造成自主神经系统功能紊乱,从而导致胃肠道黏膜缺血、运动和分泌失常,发生形形色色的胃肠道疾病。

尿路结石是发生在肾、输尿管、膀胱和尿道的一种常见疾病。虽然其形成的原因是多方面的,但据美国新泽西医科和牙科大学所进行的一项研究表明,精神压力大也能促使结石的生成。

现代医学研究认为,一切对人不利的因素中,最能使人短命夭折的就是恶劣的心情。过度紧张和疲劳,不仅会使人生病,而且还会夺去人的生命。美国著名心血管病专家威廉斯博士,曾对225名大学生进行了长达30年的追踪观察,发现对人经常厌恶、不信任及有对立情绪的人,死亡比例为14%,而性情较好的人死亡比例为2.5%。

从医学上讲,治疗紧张的方法就是松弛。松弛意味着人在精神上完全放松,从滚滚的思潮和愿望中脱离出来;松弛意味着副交感神经被提醒而进行工作,结束由于紧张而产生的各种异常现象。只有在松弛的状态下,身体才能产生修复功能。

有意识的深呼吸是解除紧张疲劳的第一手段。在静态下,人每分钟呼吸12~15次,横膈膜和腹部肌肉系统越放松,呼吸效果就越好。紧张或由于其他感情引起的波动都会使横膈膜和腹部肌肉系统产生痉挛,使肺部呼吸受到影响。这时人们往往会出现气短、头晕、手脚发麻、血压升高等症状。久而久之就会引发其他疾病。医学专家的实验证明,3次放松的深呼吸

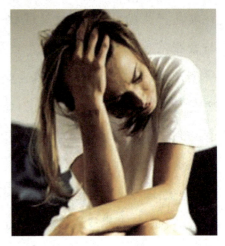

□情绪紧张导致许多疾病

可以消除日常生活中的轻微紧张状态,均匀地深呼吸可以终止紧张反应。

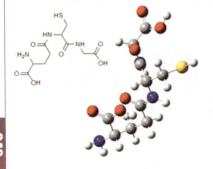

📖**知识链接**

神经肽Y

2009年,澳大利亚研究人员发现,人在紧张时释放的神经肽Y会削弱肌体的免疫功能并使人患病。这一发现为治疗某些疾病打开了新的大门。但研究针对神经肽Y的药物可能需要若干年,短期内最好的办法是改变生活方式,最大限度地放松,消除生活中的压力。

空调与军团病

科普档案 ●疾病名称:军团病　　●症状:发冷、发热,乏力,头痛,肌肉酸痛,咳嗽等

军团病是嗜肺军团杆菌所致的急性呼吸道传染病。一般来说,当水温在31℃~36℃,这类菌可长期存活;当水温升高到60℃以上,军团菌就不易生存了。城市中的军团病主要由滋生在空调、空气加湿器、蓄水装置等潮湿环境中的军团菌引起。

近年来,空调入户率不断提高,但由于空调系统极易造成微生物污染,而用户又不重视对空调的清洗消毒,因此人们在享受空调带来的舒适环境的同时,就可能成为军团病的受害者。

1976年,美国退伍军人协会在宾夕法尼亚州费城的一家旅馆里召开第85届年会。在大会进行的第三天,突然有一些与会者病倒,高烧达39℃~41℃,呼吸困难、干咳,伴有腹痛、腹泻等症状,少数人还有血尿。10天之内,与会者中发病人数已达149人。此外,住同一旅馆的旅客和旅馆职工及路经该旅馆的几十个行人也被殃及,使患病总人数达到200多人,其中34人不幸身亡。对于这种来势凶猛,并和旅馆有着某种神秘联系的疾病,令美国医学界大为震惊和不解。

半年以后,美国疾病控制中心专家麦克德从该旅馆的空调系统冷却水中分离出一种新的革兰氏阴性杆菌——嗜肺性军团杆菌,并在该病死者的肺中也分离出此种病菌,才使真相大白,将这种隐藏在空调中的无形"杀手"缉拿归案。由于此病首次暴发流行出现在"美国军团"中,故命名为"军团病"。

军团杆菌是一种特殊的细菌,广泛存在于水及土壤环境中,它在自来水中可存活1年左右,在蒸馏水中可存活2~4个月。医学家最初就是从自来水水龙头和贮水槽里的水样中分离出此菌的。研究表明,不经常使用的

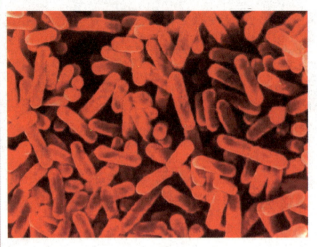

□军团杆菌

水管和停用一夜的水龙头里的残留水，有时会有军团菌的大量繁殖，高温高湿又是促发的诱因。

据研究，由于空调水温很适宜军团菌繁殖，加上空调系统的空气和水都是循环使用的，所以病菌主要寄生在中央空调的冷却水和管道系统中，空调系统中的冷却水及湿润器、喷雾器内的水都可受到本菌污染，并通过带水的漂浮物或细水滴的形成，从空气中传播此病；还可经通风口进入建筑物的内部，进而污染室内空气，使人染上军团病；或由饮用水传播，人体在免疫力下降时易感发病。另外，军团菌还极易在浴室、喷泉、加湿器的冷热水管道系统等多种外环境水系统中生存，而水流停滞、水中沉积物等原因又促进了军团菌的繁殖生长，从而增加了感染该病的机会。在国外，曾多次从医院和旅馆等处的供水系统内分离出致病菌，有的还引起了军团病的发生。

由于军团菌的繁殖生长、传播有特定的环境和条件，侵袭对象基本上是细胞免疫低下的人群，专家建议必须采取综合性措施进行防范。首先要加强对军团菌的环境监测，对其主要滋生繁殖地——中央空调系统和冷热水系统进行日常处理，采取必要的杀菌杀藻等消毒措施。如经常更换冷却水和冷冻水，避免使用长期贮存水，保证空调系统注入水的洁净，保持热水系统水温60℃以上；定期清洗空调冷却塔及管道，减少淤泥及沉积物形成；对大型建筑物的中央空调系统，要定期使用对军团菌敏感的消毒抑菌剂，保证有效抑制军团菌繁殖生长；而宾馆、写字楼等经常使用中央空调的单位更应该定期到相关的卫生机构对中央空调和冷热水进行检测，一旦发现军团菌检测阳性和浓度超标，就应当立刻采取有效的消毒措施。

此外，还应从建筑管道上入手防止军团菌和其他流行病菌的传播。如改善管道工艺设计和选用可以有效杀灭水中滋生的细菌、对军团菌生长繁殖有抑制作用的铜质水管，通风系统采用铜质管道建造等。对条件允许的家庭，建议选用铜质水管作为家庭供水管道。使用传统铁管供水的，应正确地使用自来水，不论在家里或旅游、出差住旅馆，清晨用水切不可一打开水龙头就接来刷牙、洗脸、做饭，更不能直接饮用自来水，应把水龙头打开，让停留在水管里的过夜水流出后再用，这些都是积极预防军团病发生的有效方法。

截至目前，军团病在全球共发生过50多次。患者若不及时治疗，死亡率可高达25%～30%。世界卫生组织由此把军团病列入疾病传报范围。目前，国际化标准组织早已把水源中军团菌的检测作为水质标准细菌检验的一部分，世界上许多国家的宾馆、饭店都必须有"军团菌检验合格"的证明。

我国自1982年在南京首次证实军团菌病例以来，全国已有多起军团病的散发与暴发流行的报道。据上海市疾病预防控制中心最近的监测数据显示，一些城市地铁站的中央空调军团菌检出率超过60%，而医院、高级办公楼的检出率也达到了50%以上，宾馆、酒店、商场以及淋浴设施中也都有军团菌分布。

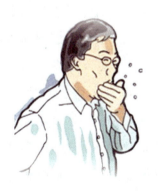

📙 **知识链接**

军团病的类型

军团菌喜热怕冷，夏末秋初是军团病的高发季节。老年人、吸烟酗酒者以及免疫功能低下者易患军团病。军团病分为两种类型：一种以发热、咳嗽和肺部炎症为主的肺炎型；另一种以散发为主、病情较轻，仅表现为发热、头痛、肌肉痛等，而无肺部炎症的非肺炎型。

胆固醇与动脉粥样硬化

科普档案 ●**疾病名称**:动脉粥样硬化●**症状**:心悸,胸闷,头痛,四肢酸懒,视力、记忆力下降,失眠多梦

胆固醇是人体不可缺少的一种物质,是制造细胞膜的原料。在正常的情况下,人体内的胆固醇含量保持着一定的平稳性,如果胆固醇的含量长期增高,就会引起动脉硬化和胆结石症等各种疾病。

人体中的脂类物质主要分为两大类:脂肪与类脂。其中,类脂是生物膜的基本成分,约占体重的 5%,除包括磷脂、糖脂外,还有很重要的一种叫胆固醇。它是人体不可缺少的一种物质,是制造细胞膜的原料。

早在 18 世纪人们已从胆结石中发现了胆固醇,1816 年化学家本歇尔将这种具脂类性质的物质命名为胆固醇。在正常的情况下,人体内的胆固醇含量保持着一定的平稳性,如果胆固醇的含量长期增高,就会引起动脉硬化和胆结石症等各种疾病。

1981 年,美国医学教授迈克尔·布朗与约瑟夫·戈尔斯坦经过研究终于探明了导致动脉粥样硬化的关键:肝脏细胞和肝外其他组织细胞膜上有一种低密度脂蛋白受体,这种受体的功能是帮助吸收血液中的胆固醇粒子,调节体内脂蛋白的吸收和降解,控制血浆胆固醇水平。当人体各型细胞细胞膜上缺少这种受体时,低密度脂蛋白便不能正常地进入细胞而被利用。这样,留在血液中的低密度脂蛋白就会增

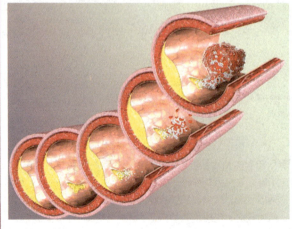
□动脉粥样硬化

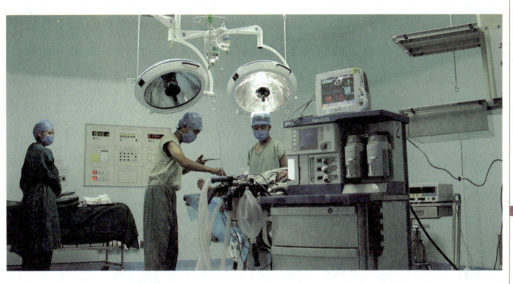

□血清净化

多,从而引起高胆固醇症,成为诱发动脉粥样硬化的起因。

同年,布朗和戈尔斯坦还发表了胆固醇代谢规律的研究成果。胆固醇被肝脏产生的低密度脂蛋白带入血流。这些低密度脂蛋白分子内的胆固醇颗粒被包裹起来而挤进细胞内,被细胞膜上的受体"识别",附着于细胞膜受体凹陷处。胆固醇进入细胞后,便激活细胞内的胆固醇贮存系统,从而抑制细胞本身合成胆固醇的机能,并停止细胞膜低密度脂蛋白的合成。在正常情况下,这种受体合成受反馈调节,即当细胞吸收胆固醇不足时,又重新产生低密度脂蛋白受体。这种受体担负着清除血液中75%的胆固醇的使命。

布朗和戈尔斯坦还指出:遗传基因、饮食和内分泌三者相互作用,参与血浆胆固醇水平的调节。低密度脂蛋白受体减少,动脉壁里胆固醇过多地积聚,可造成内膜局部隆起,形如粥状,形成动脉粥样硬化斑块。这种病变是多年形成的,除遗传因素外,大量食用脂肪及高血压、神经高度紧张和吸烟等,都是重要原因。1981年,他们研究出防治动脉粥样硬化的新途径:一是促进脂蛋白受体的产生;二是提高血浆胆固醇的运转效率。由于布朗和戈尔斯坦提出了胆固醇代谢规律,从而开创了征服动脉粥样硬化的道路,两人因此共同荣获了1985年诺贝尔生理学或医学奖。

了解了动脉粥样硬化的病因之后,科学家们开始从各方面着手降低患者体内胆固醇的含量。1988年,美国科学家发明了一种控制胆固醇的新方法——血液净化法,即将胆固醇增高症患者的血液,抽出来经过净化,将其中过多的胆固醇和血脂清除后,再注入人体。其具体做法是:先让患者静静地躺在床上,将静脉血抽出来,经过一个高速离心机将红细胞、白细胞、血浆分离开。由于低密度脂蛋白和胆固醇都存在于血浆中,所以只要将血浆通过一只装有许多带孔小珠的玻璃瓶,小珠表面涂有一层专门吸附低密度脂蛋白和胆固醇的药物。净化一次可清除血浆中80%的低密度脂蛋白和胆固醇,最后将净化了的血浆和红细胞、白细胞混合输回患者静脉内。整个工作可在电子计算机精密控制下进行,净化一次只需3小时。

虽然血液净化法也存在一些缺点,在净化过程中会增加感染机会,还可能出现过敏反应等,但它是一种很有前途的治疗方法,不仅可治疗胆固醇增多症,而且还可治疗多种血液疾病。

📖 知识链接

胆固醇

医学界认为,为了降低胆固醇,还应该减少一些含高胆固醇食物的摄取。自然界中的胆固醇主要存在于动物性食物中,植物中没有胆固醇。通常将每100克食物中胆固醇含量为200~300毫克的食物称高胆固醇食物,如猪肾、猪肝、猪肚、蚌肉、蛋黄、蟹黄等。

寻找肥胖症的根源

科普档案 ●**疾病名称：**肥胖症 ●**预防手段：**充分认识肥胖的危害，饮食平衡合理，加强锻炼，生活规律等

肥胖是体内脂肪积聚过多而导致的一种状态。通常由食物摄入过多或机体代谢的改变而导致，造成体重过度增长，并引起人体病理生理的改变。在世界范围内肥胖发病率逐年增加。

随着物质生活水平的不断提高及生活方式的改变，肥胖症逐渐取代了营养不良和感染性疾病的地位，一跃成为全球流行病，严重威胁着人类的健康。2005年，世界卫生组织忧心忡忡地估计，全世界肥胖的人约有10亿之巨，并且在20年内，这个数字就可能翻倍。

世界卫生组织之所以关心肥胖问题，是因为它已经成为一个巨大的社会健康问题，肥胖和一系列的医学问题关系密切，如高血压、心脏病、糖尿病以及某些癌症。在美国乃至其他西方强国，肥胖所引发的问题，大有成为社会难以承受之重的趋势。为此，从20世纪80年代以来，寻找一种简便易行又无不良反应的治疗方法一直是医学界的一个研究热点。

使人体变肥胖的原因是什么？最常见的解释是，进入人体的热量太多了，引起体内的脂肪不断积累，肥胖就这样形成了。根据这种理论，尽量少吃东西去节食，很快成为最流行的减肥方法。很多人为了达到减肥目的，忍饥挨饿地严格限制饮食，每天摄入的热量不超过3767.4焦。可是用这种方法减肥，有时候比肥胖更糟。一部分人体重没有减轻，另一部分人虽然减轻了体重，但患上了神经性厌食症，身体变得十分虚弱。

为了使节食效果更理想，美国阿拉巴马大学医学中心临床营养主任温西尔认为，饮食中所摄入的总热量多少并不重要，重要的是应该注意每单位中的能量密度。也就是说，要选择一些体积大、热量少的低能量密度食

物，即使多吃一点也没关系。

然而，运用此法也有它的缺点，特别是当你认为节食已经成功，达到了预定的减肥目标，一旦想要换换口味改吃其他食物时，体重马上就会恢复原状，甚至比以前更加肥胖。后来，美国科学家吉尔伯特·莱弗里博士提出了一种新的方法。他认为，人体有天然抗拒体重增减的能力，因此不论是多吃还是少吃，身体都会保持在一定的重量范围。最安全可靠的减肥方法是每天进行适量的运动。他说："运动能够消耗掉食物中的能量，比如每天行走或慢跑 3 千米，每星期就多消耗掉 5860.4 焦热量，这样经过两星期，体重就能减轻 500 克。如果换一个角度说，即运动能消耗脂肪，增长肌肉。在维持人体正常状态时，肌肉比脂肪需要更多的热量，所以肌肉越多，消耗的热量也就越多。更主要的是，运动不仅在当时，而且在以后的几小时内，一直在加速身体中的新陈代谢，这样也就加快了消耗食物中热量的速度。"

莱弗里博士的论点是具有充足的证据的，他提供的减肥方法对人体有益无害。通过锻炼活动能使体重不再增加，或者保持不变。但是，如果只需要减 1~2 千克的话，经常保持运动便能达到目的；若想减肥 2~5 千克以上的话，这种减肥法便不适用了。那么是不是还有更好的减肥方法呢？使人肥胖的根源究竟在哪里呢？莱弗里博士无法给出确切的解答。

20 世纪 50 年代，美国洛克菲勒大学从事肥胖研究的科学家朱尔斯·赫希教授在研究中发现，肥胖症患者体内的脂肪细胞数量比普通人多 10 倍，达到足以让人震撼的 2500 亿，并且脂肪细胞的体积也要大 4 倍。同时赫希利用小鼠，发现脂肪细胞的数量主要与幼年时的营养摄入状况有关，而人类与小鼠相似，脂肪细胞数量的增长也主要发生在幼年和童年时期，随着年龄的增长，速度很快下降。但在青春期会有一个反弹，至成年时停止。因此，婴儿和幼童主要通过增加脂肪细胞的数量，来达成体脂含量的增长，而成年人则优先增大脂肪细胞的体积，来容纳涌入身体的油脂，直到难以为继时，才会有新的脂肪细胞生成。

差不多同时，肯尼在 1953 年提出"脂肪含量稳恒"这个匪夷所思的假说，他认为成年人体重的大致恒定依赖于脂肪组织分泌的某种因子，在肌体脂肪储存过量时通过该因子刺激下丘脑的饱食中枢,可以达到抑制食欲并加强能量消耗的目的。

1958年,英国剑桥大学的赫维发现血液中确实有某种未知激素,通过饱食中枢进行体重控制。他将两只大鼠的动静脉做一定程度的吻合,通过血液的交叉循环,让两只大鼠可以共享血液中的激素,创建了后来在肥胖研究中很有用的联体技术。实验发现,当损伤其中一只大鼠下丘脑的饱食中枢后,该大鼠开始明显多食并逐渐肥胖,而正常大鼠则受到血液中未知激素浓度逐渐升高的影响,其摄食戏剧性地开始减少并同时伴随有体重的下降,直至饿死。

与朱尔斯·赫希教授一起从事肥胖症研究的利贝尔后来利用新的能量消耗测量技术,发现体重相同的人,因其达到目标体重的原因不同,其每日的基础能量消耗也大不相同。其顺序为,通过减肥达到目标体重者,基础能量消耗最低,其次为自然体重者,最后是体重增加者,具有最高的基础代谢。这个发现,解释了体重反弹的主要原因——身体总是希望回到它自己的平衡点。

随着研究的深入,现在科学界已经基本取得共识:人类的肥胖是个非常复杂的现象,至少涉及数百个相关基因。因此,那种希望服用一粒神奇药丸就能实现快速减肥的想法,可能永远不会实现。

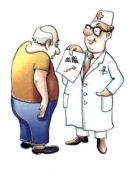

📙 **知识链接**

肥胖症

肥胖症是由于能量摄入长期超过人体的消耗,体内脂肪过度积聚、体重超过一定范围的一种营养障碍性疾病。是否患有肥胖症可以根据标准体重来判别。标准体重(kg)=〔身高(cm)-100〕×0.9,如果患者实际体重超过标准体重的20%,并且脂肪百分率超过30%者即可诊断为肥胖症。

骨髓移植治疗白血病

科普档案 ●疾病名称:白血病   ●症状:贫血、出血、感染、各器官浸润等

白血病患者因造血组织恶变,产生异常的白细胞,抑制了正常血细胞的功能。骨髓移植就是将病变造血细胞摧毁后,再把健康的骨髓输给患者,这样正常骨髓就会在病人的骨髓中"安家落户",使病人恢复正常的造血功能。

白血病,在医学上被称为不治之症,这是病人造血系统的一种恶性病变,曾吞噬过无数宝贵的生命。得了白血病,如果不进行治疗,平均只能活6个月,如果用药物治疗,平均生存的时间也只有1~2年。不过,在科学技术高度发展的今天,医学科学家们经过不懈的努力,终于找到了一种战胜白血病的良策,这就是骨髓移植,一项使白血病患者起死回生的新疗法。

人的全身有206块骨头,它们的形状都不一样,有大的、小的、扁的、尖的、粗的、细的。把一根骨头剖开来看,会看到骨头由3部分组成,它的主要部分是骨质;最外面的部分叫骨膜,是骨头的"给养站"和"救护所";中间部分是骨髓。骨髓有两种,一种叫红骨髓,一种叫黄骨髓。

打个比喻,在人体的血液王国中,住着亲密无间的三兄弟,老大是红细胞,是一位勤勤恳恳的运输员,为人体组织细胞供应氧气,运出二氧化碳;老

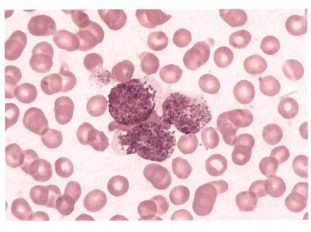

□白血病患者血液中的异常白细胞

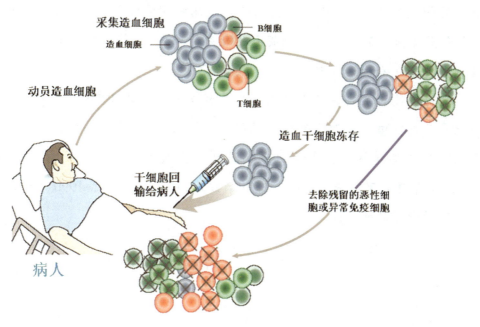

采集造血细胞

造血细胞

B细胞

动员造血细胞

T细胞

造血干细胞冻存

干细胞回输给病人

去除残留的恶性细胞或异常免疫细胞

病人

□造血干细胞移植示意图

二是白细胞,能够杀灭和抑制细菌、病毒等外来入侵者,是人体王国的禁卫军;老三是血小板,有止血特长,专门抢堵伤口。这三兄弟的妈妈是谁呢?它们的妈妈就是红骨髓,能制造红细胞、白细胞和血小板。当我们还是幼儿时,骨头里都是红骨髓;当我们长大成人后,一部分红骨髓变成了黄骨髓,不再造血了,当人失血过多或贫血时,它才又转化为红骨髓,临时造血。

白血病患者因造血组织恶变,产生异常的白细胞,抑制了正常血细胞的功能。传统的治疗方法仅用化疗来摧毁白血病细胞,大部分患者的白血病会复发。慢性粒细胞白血病患者病情几乎都要急变,剂量过大的化疗与放疗会使患者正常造血细胞无法恢复。骨髓移植治疗方案中患者需接受很大剂量的化疗与全身放疗,骨髓内的病变造血细胞才能被摧毁,如果把健康人的骨髓,像输血那样,输给白血病患者,健康人的正常骨髓就会随血流自动到病人的骨髓中"安家落户",并在那里增生繁殖,使病人恢复正常的造血功能,病人情况就会逐渐得到控制。

进行骨髓移植,就要有由健康人提供的骨髓来源。但是,并不是所有健康人的骨髓都能提供，只有孪生兄弟和姐妹之间才能提供，因为他们的遗传特征是完全一致的。有血缘关系的兄弟姐妹之间，能提供骨髓的可能性只有1/4，在近亲和父母中，偶尔有可能提供。

骨髓移植的主要奠基人是美国医生托马斯，他在1956年首次为一位白血病患者移植了其孪生兄弟的骨髓，获得了成功。骨髓移植技术使众多白血病患者得到救治，急性白血病患者的长期生存率由此提高了50%~70%。由于开创了临床治疗白血病的新纪元，托马斯获得了1990年的诺贝尔生理学或医学奖。

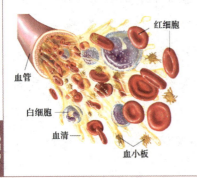

红细胞

血管

白细胞

血清

血小板

📖 知识链接

骨髓移植

骨髓移植确切地说应该叫作"造血干细胞移植"。造血干细胞通常存在于人体扁骨、不规则骨和长骨两端的红骨髓中，医生只能通过抽取骨髓这条路获得造血干细胞，因而这种方法也就被称为"骨髓移植"。

雪盲症与青光眼

科普档案 ●疾病名称：雪盲症　●症状：怕光、眼睑红肿、结膜充血水肿、有剧烈的异物感和疼痛

雪盲症是一种由于视网膜受到强光刺激引起暂时性失明的症状。由于这种症状常在登山、雪地和极地探险者身上发生，因此称作雪盲症。未佩戴保护装置的焊接工人也可能出现类似的症状。

春天是细菌及病毒肆虐的季节，风沙则成了细菌、病毒"旅行"的好传媒。它们借助风力，侵入人体内，最易落脚处则是裸露在外的眼部，很容易在极短的时间内发展成传染性眼病。其实，不仅是在春天，寒冷的冬季也会对人眼的生理功能和某些眼疾产生影响。

在南极大陆有一种神奇的"白光"，这种白光曾使不少勇敢的探险家丧失生命。1958年，在南极埃尔斯沃斯基地上空，一架直升机的驾驶员突然遇到这种白光，眼睛顿时失明，飞机失去控制，坠毁在雪原上。智利的南极探险家卡阿雷·罗达尔，有一次外出工作，不慎忘了戴墨镜而遇到了这种白光。他感到有一个发光的实体向他移动，先是玫瑰色的，接着变成肉色的。这时眼睛疼痛极了，仿佛有人往他眼里撒了一把石灰，接着就什么也看不见了。幸亏同伴找到了他，把他带回基地，过了3天视力才恢复过来。

在高山冰川积雪地区活动的登山运动员和科学考察队员，忘记了戴墨镜，也时常被积雪的反光刺痛眼睛，甚至暂时失明。医学上把这种现象叫作"雪盲症"，这是紫外线对眼角膜和结膜上皮造成损害引起的炎症，特点是眼睑红肿、结膜充血水肿、有剧烈的异物感和疼痛。症状有怕光、流泪和睁不开眼，发病期间会有视物模糊的情况。

我们知道，空气中的水蒸气在高空中聚集成云，当云里面的温度低于或等于0℃时，云里的小水滴会变成小冰晶。这些微小的小冰晶在云里相互

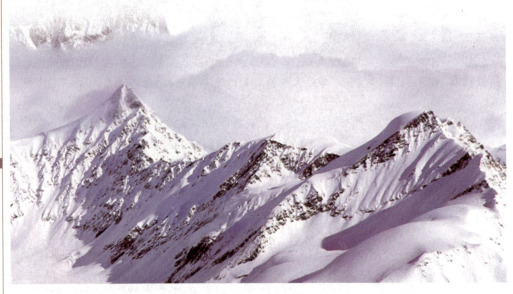

碰撞时,冰晶表面会稍微变热,并且有些融化,它们会互相冻在一起。这样重复很多次之后,小冰晶就变成了大冰晶。而且有时云里面还会有一些水蒸气或小水滴,它们也能沾在小冰晶上,使小冰晶变大。当空气托不住大冰晶时,大冰晶就会降落下来,这就是我们看到的雪。积雪对太阳光有很高的反射率。反射率是指任何物体表面反射阳光的能力。这种反射能力通常用百分数来表示。比如说某物体的反射率是45%,意思是说,此物体表面所接受到的太阳辐射中,有45%被反射了出去。雪的反射率极高,纯洁新雪面的反射率能达到95%,换句话说,太阳辐射的95%被雪面重新反射出去了。这时候的雪面,光亮程度几乎要接近太阳光了,人眼怎么能经受得住这样强光的刺激呢?

跟雪盲症比起来,青光眼受寒冷气象条件的影响就更大了。青光眼是指眼内压异常升高,超过了眼睛所能承受的最高限度,以致造成视神经损害及视野缺损,最终使视力下降甚至失明的一种眼病。

青光眼的毛病出在眼底的视网膜上,但是病发在眼球的前半部分。要弄清这个问题,我们得先说说眼球前半部分的构造:从角膜往里,是棕黑色的虹膜，虹膜后面是透亮的晶状体。在角膜和虹膜之间，虹膜和晶状体之间，都有一片空地方，分别叫作前房和后房，好像是前后紧连着的两间屋子。这两间屋里都装满了水，叫房水。房水是由晶状体两旁一种叫作睫状体里的血管渗出来的。房水先流进后房，再穿过瞳孔流入前房，最后从前房角上的小边门流出去。这小边门是角膜和虹膜交界处的一些小孔，它跟虹膜里的血管通着，水从这里渗进血管，再随血液流走。在晶状体后面，大半个眼球里，装的是些像胶一样的东西，它是透明的，叫玻璃体。所以整个眼珠鼓鼓的，像打了气的皮球，摸上去不软不硬。

眼睛正常的人，平时房水的产生和排出都很正常，不会出什么问题。要是房水流出的地方或虹膜发炎生了病，把房水的通道堵住了，房水不能从后房流到前房，前房的房水又流不出去，水就会积起来。日子久了，越积越多，增大了眼内的压力，压迫视网膜上的血管，使视网膜的神经和视觉细胞受到影响。这样，压力一天天不断增加，压坏了视觉细胞或视神经，光线射进去不能被感受，人就成了瞎子。

研究表明，青光眼多在寒冷时节发生或加重，且一般在冷锋通过的24小时内容易发作。冷锋经过之所以容易诱发青光眼，是因为气温发生变化时，影响到体温调节中枢，再通过自主神经干扰血压而使眼压波动，进而发病。

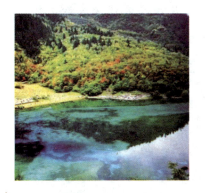

📕 **知识链接**

低气压和缺氧对视功能的影响

研究表明，除了气候变化之外，人的视功能对低气压和缺氧也都十分敏感。当人从平原到高原时，眼内压会有所改变，视觉反应会迅速减慢，视野会变窄。眼球所需要的氧气有75%左右是通过角膜交换的，而人们戴的隐形眼镜的镜片紧密地附着在角膜上，会导致角膜难以从空气中吸取氧气，这将导致眼部血管扩张。

神奇笑气的发现

科普档案 ●药物名称：麻醉剂 ●主要成分：一氧化二氮 ●发现人：汉弗莱·戴维

100多年以前，西方麻醉术还没有发明，病人都在难以忍受的痛苦中接受手术。如何消除病人在开刀时的疼痛，成为外科学发展道路上必须要解决的一个大问题。一氧化二氮作为第一种化学麻醉剂，为人们带来了福音。

在洁净、明亮的手术室里，无影灯下，外科医生手持锋利的手术刀，切开病人的皮肤，殷红的鲜血从切口渗出，病人却依旧安然地躺着。今天，开刀对于一个外科医生来说，是一项十分平常的工作。然而，就在100多年以前，开刀对于医生和病人却是一件十分可怕的事情。那时候，西方的麻醉术还没有发明，病人都是在难以忍受的痛苦中接受手术的。每一次手术，不仅病人十分恐惧，就连外科医生也觉得是个可怕的负担。因此，如何消除病人在开刀时的疼痛，成为外科学发展道路上必须要解决的一个大问题。一氧化二氮作为第一种化学麻醉剂，为人们带来了福音。那么一氧化二氮的麻醉作用是怎么被发现的呢？

最早发现一氧化二氮具有麻醉作用的是英国化学家汉弗莱·戴维。

戴维1778年出生在英国一个贫穷的家庭里。20岁的时候，他去了医学家贝多斯的气疗研究所，主要负责制出各种气体，做各种各样的实验。戴维的第一项工作就是制出了一氧化二氮并研究了它的特性。一天，戴维制取了一大瓶一氧化二氮放在地板上。这时贝多斯来了，他一走进实验室就夸奖戴维说："看来我请你来是太对了，你的工作我很满意。"说着他一转身碰到一个大铁三脚架，三脚架掉了下来，正好砸在装着大量一氧化二氮的瓶子上，瓶子碎了。实验室里便充满了这种气体。忽然一向孤僻、冷漠、不苟言笑的贝多斯哈哈大笑起来，接着戴维也大笑起来。两人的笑声传遍了整幢房子，隔壁实验室的助手们全都跑来了，看到他们竟然狂笑成这样子，大惑不解，以为他们患了神经病。突然助手们明白了，他们俩一定是气体中毒了。就是通过这次小的喜剧事件，戴维研究出了一氧化二氮气对人体的刺激作用，并认为这种气体具有麻醉性。

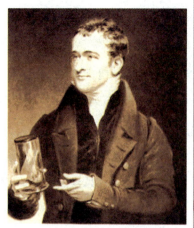
□英国化学家汉弗莱·戴维

一天，戴维牙疼得厉害，根本无法吃东西，他只好跑到牙科医生那里去看病，医生一检查，说："这牙保不住了，还是拔掉吧！"戴维想：拔就拔吧！于是医生拿来了手术用具，动手拔牙。那时还没有麻醉药品，牙拔掉了，戴维疼得直跺脚，情急中，他想不妨再试一试一氧化二氮的功能。于是他打开一只装满一氧化二氮气体瓶子的盖子，用力吸了几口，渐渐地牙疼减轻了，随即又哈哈地大笑起来，这笑声中也包含了一个发现者的喜悦。

戴维不愧是有科学头脑的学者，他又细心地反复试验了好几次，而且将一氧化二氮这种化学物品止牙痛的效果与过程一一地记录下来，并郑重其事地向医学界推荐这个药品，建议将它用在外科手术中止痛麻醉。但是这个建议并没有得到人们的重视，一氧化二氮这个麻醉剂失去了一次崭露头角的机会，仅仅是"昙花一现"便让人遗忘了。

一氧化二氮在沉默了整整40年以后，不知什么缘故，却阴差阳错地被一位美国化学家考尔顿重新注意到了。他发现这种化学物品被人吸入后，人开始会出现一阵子莫名其妙的兴奋，甚至哈哈大笑，不能自控，随即又会让人昏昏欲睡。考尔顿的研究重点偏离了正确方向。他认为与其说一氧化二氮有止痛麻醉作用，倒不如说它具有出众的"催眠作用"。恰恰在当时的美国社会上大力推崇所谓的催眠术。考尔顿来劲了，他想借助一氧化二氮发笔小财。

1844年11月，考尔顿带着罐装的一氧化二氮，风尘仆仆地来到美国东北部的哈特福德城，贴上不少五彩缤纷的宣传广告。上面写着诱人的话语——你想解除忧伤与烦恼吗？来深深地吸上几口一氧化二氮吧！一个毛头小伙子兴致勃勃地冲开围观的人群挤到了考尔顿的面前："我来试一下！"说着，朝考尔顿手里丢上一角五分钱。考尔顿打开盛放一氧化二氮的罐子，气体直朝这个小伙子鼻子里钻去。人们拭目以待地看着他的神情变化，究竟能不能催眠呀？突然，由于吸入药物数量不足，反而引起兴奋。他从似睡未睡的状态中一跃而起，哈哈大笑不止，大叫大闹地冲进人群，向那些姑娘、小孩子追去，并且重重地摔了一跤，腿上流出殷红的鲜血……人群大乱，朝着考尔顿哄笑着。一场表演匆匆收场。考尔顿无颜地卷起物品匆匆逃离。从此，一氧化二氮又多了一个引人注目的雅号——笑气。

在考尔顿进行那场不体面的表演时，观众中有位男子名叫威尔士，他是一位牙科医生。他看了表演想到或许这玩意儿有止痛作用，于是他找到了考尔顿。一次友谊的合作开始了。谁来当病人呢？威尔士正好自己有颗病牙要拔除，他的助手担任拔牙医师，考尔顿成了麻醉师。威尔士连续吸进好几口"笑气"，进入了半睡状态，他的助手用拔牙钳干净利落地拔下了病牙。"痛吗？"考尔顿焦急地问道。"不痛！太妙了，我宣布从今天起拔牙可以不痛了。"威尔士兴奋地叫道。接着，威尔士采用"笑气"麻醉，连续为十几个病人拔牙，效果令人鼓舞。于是，"笑气"作为人类最早使用的化学麻醉剂很快进入了医院。

"笑气"为什么具有这些特性呢？原来，它能够对大脑神经细胞起麻醉作用。但大量吸入可使人因缺氧而窒息死。随着医学科学的发展，后来又发现了好多种比"笑气"更好的麻醉药，"笑气"才渐渐地被替代了。

📖 **知识链接**

一氧化二氮

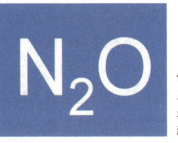

近年来的研究发现，一氧化二氮是一种具有温室效应的气体，同时也是导致臭氧层损耗的物质之一。与二氧化碳相比，虽然一氧化二氮在大气中的含量很低，但其单分子增温能力却是二氧化碳的几百倍。它对全球气候的增温效应在未来将越来越显著，一氧化二氮浓度的增加，已引起科学家的极大关注。

乙醚麻醉作用的发现

科普档案 ●药物名称:麻醉剂　●主要成分:乙醚　●发现人:美国人威廉·摩顿

人类真正征服手术疼痛是 19 世纪中期乙醚的发现和使用。发现乙醚的是美国年轻牙医摩顿,他使用乙醚麻醉手术病人获得巨大成功,为麻醉术的崛起建立了不可磨灭的功勋,从此麻醉术进入了崭新的时代。

　　世界上最早的化学麻醉剂是"笑气"——一氧化二氮,但这种气体虽然可使病人失去知觉或缺失痛觉,但不会使病人麻木,反而可能使身心处于兴奋状态。所以,发明一种更好的麻醉剂进行无痛手术成为外科医生们的首要任务。一般认为,人类真正征服疼痛是 19 世纪中期乙醚的发现和使用。最早发现乙醚具有麻醉作用并将它用作麻醉剂的是美国人威廉·摩顿。

　　摩顿是一名牙科医生,27 岁时,他在美国波士顿的麻省综合医院工作。摩顿经常为患者拔牙,为了减轻患者的疼痛,他想了很多办法。有一天,摩顿去拜访化学家杰克逊,正听到他在讲述昨晚的"奇遇":昨天黄昏,杰克逊和他的朋友们玩纸牌,正当兴头上,天却暗下来了,杰克逊一面打牌,一面给台灯添加酒精,匆忙中把一瓶同样是无色透明的液体——乙醚,当作酒精加进了灯肚。灯点燃后,整个房间弥漫着一股异样的清香。不一会儿,杰克逊和他的牌友们竟都昏昏入睡了,醒来时,已近半夜时分。这个有趣的故事让"有心人"摩顿听得出神,他的心头闪现出新的希望。于是,他匆匆地赶回实验室,立即着手准备,利用挥发性很强的乙醚做麻醉试验。

　　摩顿牵来一条狗,让它吸入乙醚蒸气。几分钟后,这条狗果然昏然入睡,失去了知觉和对疼痛的反应。摩顿又接连做了多次动物试验,充分证实了乙醚的麻醉作用。此后,每次给患者拔牙时,摩顿都用一块浸了乙醚的手

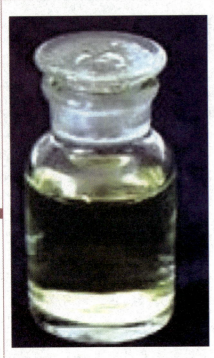

□乙醚

帕盖在患者的鼻子上，结果他的门诊顾客盈门。为了保住自己的"专利"，摩顿耍了个心眼，他把乙醚加进了香料，这样在使用时，别人就分辨不出他用的是什么东西，搞不清这东西的配方了。摩顿拔牙不疼的事越传越广，引起了社会的关注。当时的麻省医学团体主张，按照医学伦理学要求，如果摩顿不公布麻醉剂的配方，便禁止他行医。后来，摩顿思索再三，在良心的驱使下，向同行们公布了配方。

1846 年 10 月 16 日，摩顿在麻省综合医院首次举行了外科麻醉手术表演——由著名外科医生华伦主刀，进行一例下颌血管瘤切除手术。这一天，进行手术的大厅和走廊上挤满了热心的观众。预定的手术时刻到了，可是负责麻醉的摩顿却没有露面。华伦医生焦急地踱来踱去，四周的观众也开始窃窃私语。10 分钟过去了，华伦医生已等得不耐烦。他料想，摩顿一定是害怕重蹈威尔斯失败的覆辙而临阵退缩了。于是拿起手术刀，对四周的观众说："摩顿到现在还没来，大概是另有约会了。"顿时响起了一片笑声。就在这时，摩顿手捧麻醉器具推门而入。原来摩顿为了保证手术成功，对乙醚麻醉器具进行了充分调试，因而耽误了时间。摩顿的出现，使喧闹的手术大厅立刻鸦雀无声。华伦医生退后一步，指着手术台上紧张得浑身发抖的病人对摩顿说："先生，您的病人准备好了！"

手术开始了。神色镇定的摩顿，心里捏着一把汗。这次手术是对乙醚麻醉的重大考验。因为血管瘤的病灶比较大，手术时必定会引起病人难以忍受的疼痛。但是，在乙醚麻醉下，病人呼吸沉稳，安静入睡，手术十分顺利地结束了。过了一会儿，病人才慢慢地苏醒过来。

当病人用手摸着下颌手术切口层层包着的纱布，怀疑自己是否在做梦时,华伦医生在一旁亲切地说:"手术可以不痛,这再也不是梦了!"接着,他抬头向观众大声宣告:"女士们先生们,这是真的,没有一点儿欺骗!"观众席上一片欢呼,人们为这近乎神奇的麻醉效果赞叹不已。

摩顿用乙醚麻醉获得巨大成功,为麻醉术的崛起建立了不可磨灭的功勋。从此,麻醉术进入了崭新的时代,许多出类拔萃的麻醉药物,许多引人入胜的麻醉技术不断涌现。从此,外科学进入了一个飞速发展的新时代。

1868年,年仅48岁的摩顿去世了。波士顿的市民在他的纪念碑上刻下了这样的一段文字:"他是吸入性麻醉开刀法的创始人。他的发明,使开刀的疼痛从这世界上消失了。"

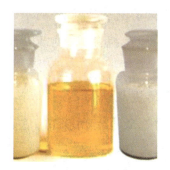

📖**知识链接**

乙 醚

乙醚是古老的合成有机化合物之一,它是一种无色、易挥发、有特殊气味的液体。纯净的乙醚在医疗上用作手术时的全身麻醉剂,但由于其具有易燃易爆、刺激性强、纯度要求高、起效慢等缺点,使用的范围逐年减小,世界上各大医院早已不用。

氯仿麻醉剂的发现

科普档案 ●药物名称:麻醉剂　●主要成分:氯仿　⚕发现人:英国产科医生辛普逊

　　氯仿是英国产科医生辛普逊发现的一种比乙醚作用更强的麻醉药物,主要作用于中枢神经系统,但对心、肝、肾有损害。在找到更为安全的麻醉剂后,氯仿于20世纪50年代被淘汰。

　　19世纪,乙醚取代"笑气"成为现代麻醉剂之后,为外科手术开辟了新纪元。于是经常有人将其用在上流社会的聚会中进行催眠表演。欧美的麻醉术早期探索者几乎都受到了这种表演的启发,纷纷寻找更好的麻醉剂。不久后,英国产科医生辛普逊发现了一种比乙醚麻醉作用更强的药物——氯仿。

　　辛普逊1811年生于苏格兰。他是个少年天才,14岁时就进入爱丁堡大学,21岁得到医学学位后留校担任了一位教授的助理。1840年,辛普逊以其在产科学的成就而被聘为教授,他是现代妇科学的创始人之一。

　　1846年,美国用乙醚作麻醉剂的消息传到英国后,引起了辛普逊的注意,此前,他一直为产妇分娩时的剧痛所困扰。他有一位病人,骨盆畸形,第一次分娩时剧痛持续3天孩子还未生下来,为了挽救产妇的生命不得不采用碎胎术。1847年1月,这个妇女又要分娩。辛普逊决定使用乙醚麻醉让她把孩子生下来。整个产程病人没有痛觉和知觉,当孩子刚生下来后病人就苏醒了。这使辛普逊非常高兴,以后他多次将乙醚用于无痛分娩,均获得了成功。

　　不是所有的产科医生都赞同辛普逊的做法,有的医生认为乙醚麻醉只能应用于个别特殊情况的分娩。辛普逊自己对使用乙醚也有所保留,这是因为乙醚的气味让人讨厌,同时乙醚的刺激性常引起产妇的严重咳嗽,更糟糕的是乙醚的燃烧和爆炸性。特别是病人在家中分娩时，晚上要点燃好多支蜡烛照明，天气寒冷时，屋内还需生火取暖，这些火源引起的乙醚燃烧、爆炸常带来灾难，辛普逊决定寻找能代替乙醚的安全麻醉剂。

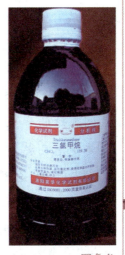

□氯仿

辛普逊寻找新麻醉剂的方法，是请他的朋友和邻居在晚上到他家里来，坐在一起用鼻子闻他们能找到的各种能挥发的液体，看能产生什么效果。他们试验了许多种液体，例如丙酮、苯、碘仿等，但并未发现能产生麻醉作用的物质。这是一种相当冒险的方法，是不可取的，因为不知道哪种物质有严重的毒性会危及生命。例如有一次辛普逊去找化学家瑞德问他有没有新的具有挥发性的液体。瑞德的助手刚好制出乙烯二溴化物。辛普逊迫不及待，当时就要自己试试，遭到瑞德的拒绝，提出必须先用兔子做试验。他们取来两只兔子放在容器里，向里面通入乙烯二溴化物的蒸气，很快兔子就进入麻醉状态了。辛普逊非常兴奋，马上就要自己试验。他的助手建议等第二天看看这两只兔子的情况再说。但到第二天这两只兔子都死了。辛普逊吓出了一身冷汗。

由于迫不及待要找乙醚的替代品，辛普逊仍旧采用自己试的方法。他和他的朋友又收集了一些有挥发性的液体，其中包括氯仿。在1847年11月的一个晚上，辛普逊邀请他的朋友和邻居参加他和两名助手试验这些液体的晚会。试了几种都没有明显的作用，于是轮到试验氯仿。首先氯仿的香甜气味让晚会的参加者喜欢，接着感觉眼睛发亮，愉快而健谈；晚会变得很热闹，可以听到各种奇谈妙论，声音越来越大，但过了一会儿就变得安静了，然后大家就都倒下了。辛普逊醒过来后的第一个念头就是："它比乙醚的作用要强得多。"

辛普逊没有耽误时间，他先用氯仿做小手术，然后又用于产科，均得到了满意的结果。于是他进行了以氯仿为麻醉剂的外科手术示范表演。在演示会上他强调，氯仿优于乙醚之处是没有爆炸性，没有刺激性，有令人愉快的气味，作用比乙醚强，使用简单。

由于乙醚已经被外科界所接受,现在又出现个氯仿,于是不可避免地出现了两派间的争论。有人用各种动物进行了乙醚和氯仿的比较实验,发现氯仿麻醉后的动物死亡率比乙醚高,说明氯仿的毒性大。赞成使用氯仿的人却不顾这个实验结果,只强调乙醚的缺点;而喜欢使用乙醚的医生则强调氯仿的毒性,不顾乙醚的缺点。最后几乎是按地区形成两大派,在美国主要使用乙醚,而氯仿主要在欧洲使用。

实际上,乙醚和氯仿都不是安全的麻醉剂。但是由于化学界当时还不能提供更多的易挥发性化合物以供试验,因此人们一边寻找新的更为安全的麻醉剂,一边仍继续使用这两种麻醉剂。等找到更为安全的麻醉剂后,氯仿于20世纪50年代被淘汰。

现在,麻醉药品种已不下几百种,麻醉技术种类也不少。但是,即便是最新的麻醉剂,仍有一大堆副作用尚未消除。随着麻醉学领域的一系列重大发现,科学家们已经认清了麻醉的本质,开始研制没有副作用的新型麻醉剂。

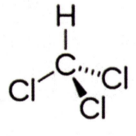

📖 **知识链接**

氯仿

氯仿的学名为三氯甲烷,它在常温下是一种无色透明液体,极易挥发,味辛甜而有特殊芳香气味。作为有机合成原料,它可主要用来生产氟利昂。此外,它还是脂肪、橡胶、树脂、油类、蜡、磷、碘等物品的溶剂和清洗剂。

输血技术的变迁

科普档案 ●医疗措施：输血　●适应症状：贫血、大量失血、丧失大量血浆的烧伤病人、严重出血等

　　输血，如今已是常用的急救治疗方法，然而人类对自己"生命之泉"的正确认识，对输血技术的掌握，历经了400年漫漫之路，这是一段充满曲折，甚至以生命为代价，又具有传奇色彩的历史。

　　人体内环流不息的血液是生命的源泉。一旦大量失血，就会引起休克，甚至死亡。如果能及时输入健康人的血液，就能挽救许多垂危病人的生命。

　　人类对于输血的实验其实早就开始了。早在15世纪末期就有人用饮血、放血来治疗癫痫病，并且认为输血能够改变人的行为，使狂躁者变得安静。从"年幼的狗血会使老狗年轻活泼"的神话中得到启示，以为输血能使人返老还童。

　　1492年，一位犹太医生为罗马教皇英诺森八世输过3个10岁男孩的血液，传说这是世界上第一次输血的尝试，但3个男孩被采血后立即死亡，而教皇最后还是送了命。

　　1628年，英国医生哈维在他所著的《心动论》中提出了划时代的血液循环理论，促使人们对已客观存在的血液基本原理进行系统的思考，奠定了静脉注射药物和液体的科学基础。

　　这以后，一位大胆的法国医生采用输血方法救治病人。这位医生叫丹尼斯，是当时法国国王路易十四的御医。他首先进行了动物血液输入人体的试验。他将400毫升羊血注入一个失血多病的青年人的静脉，这个青年人竟奇迹般地活了下来。丹尼斯开创了人类输血成功的先例。此后他又进行了多次输血试验，也安然无恙。但他在1668年的一次试验中，却以失败

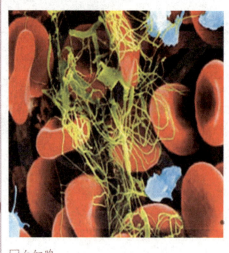

□血细胞

而告终。他给一名患者输动物血，第一次输血后病人病情有所好转；第二次输血后，病人出现发热、腹痛、大汗、血尿等症状，用现在的观点来看，这是典型的特异排斥反应；第三次输血后病人死亡。死者妻子告丹尼斯犯有杀人罪，为此法国议会特别制定法律：不许再进行输血。

如果说早期输血是传奇式的，带有浓厚的宗教、迷信色彩，那么著名的英国生理学家、妇产科医生布伦达尔经过艰苦的科学研究和临床输血实践，输血才开始步入有一定科学基础的理性输血时代。她在实验中发现"动脉放血致死的动物能通过输血而逆转""异种输血往往会出现致命的结果"，因而第一个明确指出"只有人血才能输给人"的科学结论，同时她也是第一个采血和输血工具的发明者。布伦达尔于1818年9月26日完成世界上首例有完整记载的人与人之间的输血试验，但病人两天后死亡。在此之后继续进行的9例输血中，有5例获得成功，4例患者仍然被死神夺去了生命。

为什么输血会造成这么多人丧命呢？原来，当时人们还没有认识到血型的不同！1900年，血液学家兰德斯坦纳和他的学生在前人长期探索的基础上，终于揭开了人体血液的奥秘。

兰德斯坦纳发现：人血的血浆里含有能起黏合作用的化学物质——凝集素，而红细胞里含有能被黏合的另一种化学物质——凝集原。凝集原有两种：A和B；凝集素也有两种：抗A和抗B。A和抗A，B和抗B是两对冤家，碰到一起就要产生凝集反应，使红细胞皱缩变形，堆在一起。兰德斯坦纳等人通过研究，将人类血液分为4种基本类型，即A型、B型、O型和AB型。多次的试验证明A型血不能输给B型血的人，B型血也不能输给A型血的人,但 O 型血可以输给其他几个血型的人,AB 型血的人则可接受其他类型的血。

由于知道了人的不同血型,避免了致命的溶血反应,这就为安全输血提供了可靠的保证。但血液毕竟是宝贵的,而且某些血型的血来源很不易。比如临床上急需要找一个 AB 型 Rh 阴性的血就非常困难,几千个人中才能找到一个。怎么解决这类问题呢?

今天的科学家们正在研究改变人的血型,使所有人的血液都能互相输用。不过,要真正研究出让各种血型的血变成"万能血"不是一件容易的事。因为 A 型血是红细胞表面含有 A 抗原,B 型血是红细胞表面含有 B 抗原,AB 型血是红细胞表面 A 抗原和 B 抗原两种都有,O 型血则红细胞表面没有 A 抗原和 B 抗原。由此看出,人类如果能任意改变红细胞表面决定血型的抗原,"万能血"才能真正实现。

20 世纪 80 年代,科学家曾在咖啡豆中发现了一种酶,可以用来剥离血红细胞的 B 抗原。早期的临床试验表明,经转变的血可以安全地输给不同血型的人,但这种酶效率低,无法在短时间内使大量的血转型。

近年来,丹麦科学家从一种名为"伊丽莎白王后"的细菌中发现了两种新的酶,这两种酶能对血液红细胞上的特异性抗原 A 和 B 发生催化作用,

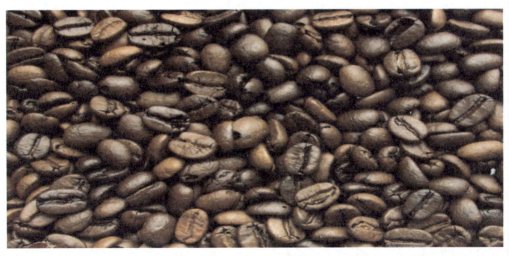

□咖啡豆中的酶可以用来剥离血红细胞的B抗原

使其发生变化并失去功能,从而使 A、B 或 AB 型血都能转变为红细胞上既没有特异性抗原 A,也没有特异性抗原 B 的血型。从而使 A 型、B 型及 AB 型血都能像 O 型血一样,成为"万能输血血型"。

改变人类血型的研究目前还处于实验阶段,最终通过临床检验还需要很长时间。但是,这项研究一旦成功,就将改变传统的"血型不同者不能输血"的思维认识,使将来的输血手续简化,同时也能缓解医院和血库在遇到突发事件时,各血型储血与供血不足的问题,同时还能提高输血的安全性。

输血医学从神秘到科学,已发展成为现代医药科学中的一个新的分支学科,现代输血技术正迅猛发展继续造福于人类。

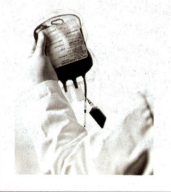

📖 **知识链接**

自身输血

输血是救治病人的一种重要手段,但为了对付输血带来的各种各样的麻烦,现在美国至少已有 40% 以上的医院要求病人采用"自身输血"的方法。所谓"自身输血",就是病人输进的是事先储存在医院里的自己的血液;或者是把病人手术时、受伤时流出的血液收集起来,经过技术处理后再输回病人体内去。

万能的凡士林

科普档案 ●药物名称：凡士林 ●发现人：美国人罗伯特·切森堡 ●时间：1870年

凡士林原本为石油探钻的副产品之一。最早是由发明家罗伯特切·森堡在1859年在石油中提炼出来的。凡士林除可用作润滑剂、绝缘剂、化妆品、药用油膏、浸润和灌注电容外，还可用于防锈和防水。

今天，凡士林油膏已与我们的日常生活结下了不解之缘：妇女们用它可以轻易地擦去脸上的化妆品；涂在手上，可以防止皮肤皲裂；汽车司机把它涂在电瓶线头上可以防止腐蚀；游泳者在跳入寒冷的水中之前，把其涂抹全身，可减少热量散失。但最初的凡士林，是作为一种治疗灼伤的药膏问世的。发现并命名凡士林的是美国人罗伯特·切森堡。

切森堡是美国纽约市布鲁克林的药剂师。1859年，这位20岁的年轻药剂师到宾夕法尼亚州新发现的油田去参观。在油田里，细心的他很快发现，油田的工人喜欢收集钻井台边上常见的一种黑乎乎的凝胶，把它抹在受伤的皮肤上，据说能加快伤口愈合的速度。切森堡拿了一点儿回去化验，知道这是一种高分子碳氢化合物，在石油里有很多。经过试验，切森堡找到了提纯它的方法，最后得到了一种无色透明的胶状物质，无臭无味，不溶于水，所有常见的化学物质都不会和它起化学反应。他故意在自己的腿上割了一刀，然后把这玩意儿涂了上去，结果伤口很快就愈合了。为了完善他的发现，切森堡不止一次地把自己割伤、刮伤、烫伤，

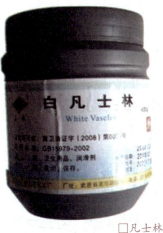

□凡士林

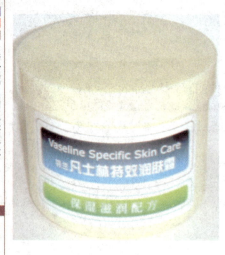

□凡士林还能护肤

来看这种药膏对不同伤口的作用。

1870年，切森堡向美国专利局申请了专利，把这种东西命名为"凡士林"。他还成立了一家公司，开始向美国公众销售这种神奇的凝胶。可是，没人相信这东西真的有效，销量一直上不去。情急之下，切森堡拉着一车凡士林，当起了走街串巷的"蛇油贩子"。那时美国大街上有很多卖蛇油的小贩，和旧中国的江湖艺人非常相像。切森堡借鉴了蛇油贩子们的做法，每到一处都亲自表演"硬功"，即当着大家的面用刀把自己割伤，或者用火烧自己的皮肤，然后自信地涂上凡士林，并向围观群众展示几天前弄伤的伤口的愈合程度。这个方法果然很有效，凡士林迅速风靡全美国，切森堡发财了。可是，切森堡不是医生，他真的相信凡士林含有一种神秘物质，能够包治百病。有一年他得了胸膜炎，便让人把自己从头到脚都涂满了凡士林。后来他病好了，更相信凡士林是神药，每天都要吃一勺凡士林。这件事传开后，美国民间掀起了一股凡士林热，不管什么病都用。

切森堡活了96岁才去世，他认为自己的长寿就是凡士林的功劳。事实上科学家对凡士林进行了仔细研究，发现凡士林里除了极具化学惰性的碳氢化合物之外，其他一无所有。但它不亲水，涂抹在皮肤上可以保持皮肤湿润，使伤口部位的皮肤组织保持最佳状态，加速了皮肤自身的修复能力。另外，凡士林并没有杀菌能力，它只不过阻挡了来自空气中的细菌和皮肤接触，从而降低了感染的可能性。凡士林的很多"疗效"都和这两个特性有关。比如，妈妈们喜欢在婴儿屁股上涂一层凡士林，避免因湿尿布长期接触皮肤而引起湿疹。鼻子流血的人也可以把凡士林涂在鼻孔内壁，这样可以阻止继续出血。甚至口腔溃疡的病人也可以先用纸巾擦干患处，然后涂上一层凡士林。凡士林能防止溃疡接触口腔内的酸性物质,加速溃疡处的愈合。

凡士林非常便宜,很多爱美的女士因此对它不屑一顾。事实上,与市场上其他更加昂贵的护肤品相比,凡士林的化学特性使得它对任何类型的皮肤都没有刺激作用,因此凡士林属于广谱护肤品,谁都能用。正因为如此,廉价的凡士林仍然是目前全世界使用最多、性价比最高的护肤品。

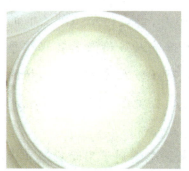

📖 知识链接

凡士林

凡士林的学名叫石油脂,是一种白色或黄色的油脂状石油产品,由石油残油经硫酸和漂白土精制而得,也可用蜡膏和矿质润滑油调制而成,按其使用要求的不同,可分为普通凡士林、医药凡士林、化妆用凡士林、工业凡士林和电容器凡士林等。可作为润滑剂、绝缘剂、防锈剂、软膏剂和化妆品的原料。

器官移植的历史

科普档案 ●**医疗技术**：器官移植●**常用移植器官**：肾、肝、胰腺与胰岛、甲状旁腺、心肺、骨髓、角膜

> 1954 年，美国波士顿的医学家哈里森和默里成功地完成了第一例人体器官移植手术——肾移植手术。它开创了人体器官移植的时代。

　　自古以来，人类就有这样一个设想：如果人身体的某一个器官出现病症，能不能像机器更换零件一样更换器官。1954 年，美国波士顿的医学家哈里森和默里成功地完成了第一例人体器官移植手术——肾移植手术。为了避免出现身体排斥外来组织这个最大的难题，这次手术是在一对双胞胎身上进行的。尽管如此，它还是开创了人体器官移植的时代。

　　器官移植被认为是 20 世纪人类医学史上几个最伟大的进展之一。如今，人类自身间的器官移植已经非常普遍，已有数万名患者通过他人捐献的器官获得了新生。不过，器官移植遇到的发展障碍也让世界各国的医生们颇为头疼。首先，一个人身上的器官移植给另一个人时，难免受到排斥。目前，接受器官移植的病人终生都须服用抑制免疫系统的药物，以防止体内出现排异反应。但这些药物同时又对整个免疫系统产生作用，会降低病人抵抗疾病的能力。另外一个障碍是，器官移植手术的出现使很多患者看到了健康的曙光，等待接受器官移植的人越来越多，但是愿意捐献器官的人却没有这么多。据估算，目前世界上约有 25 万病人等待做器官移植手术，但是每年有机会接受这种手术治疗的患者只有 5 万人左右。供移植的器官数量总是满足不了等待做移植手术者的需求，接受手术者不得不长时间等待，有的人往往尚未等到手术就死去了。

　　如何为人体器官移植找到突破口呢？科学家首先想到了用动物器官代

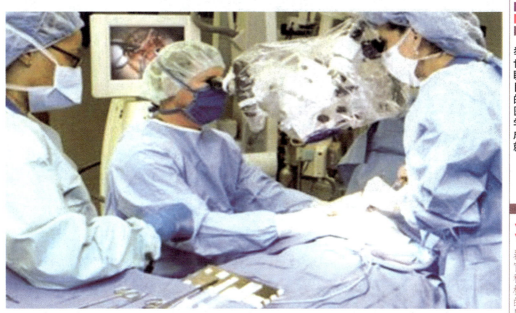

□器官移植

替人体器官。其实,把动物器官移植到人体上的研究很早就有了。大约在公元前 600 年,古印度的外科医师就用从病人本人手臂上取下的皮肤来重整鼻子。这种植皮术实际上是一种自体组织移植技术,它及此后的异体组织移植术成为今天异体器官移植手术的先驱。

眼角膜移植是最先取得成功的异体组织移植技术。首次眼角膜移植是由一位爱尔兰内科医师比格于 1840 年前后完成的。比格在第一次撒哈拉沙漠战争中被阿拉伯人俘虏。在被拘禁期间,他做了角膜移植手术,将从羚羊眼球上取下的角膜移植到人的眼球上。

器官移植比组织移植复杂得多,难度也更大。现代的器官移植历史应该从美籍法国外科医生阿历克西斯的工作算起。1905 年他把一只小狗的心脏移植到大狗颈部的血管上,并首次在器官移植中缝合血管成功。结果小狗的心脏跳动了两个小时后由于血管栓塞而停止跳动。这位最早尝试移植心脏的先驱者,因他的多项研究成果而荣获 1912 年诺贝尔生理学或医学奖。

1992 年,美国匹兹堡大学医学中心又开始了这样一种尝试,他们把狒狒的肝脏移植给一名 35 岁的男子,这名男子因患乙型肝炎导致肝脏坏死。

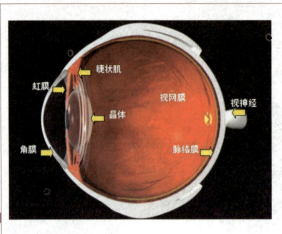

睫状肌
虹膜
视网膜
晶体
视神经
角膜
脉络膜

□眼角膜移植

他们先把一只15岁雄性狒狒的肝脏取出来,然后植入这位生命垂危的男子体内。医生担心移植人的肝脏后,新肝脏同样会被乙型肝炎病毒破坏,因而决定使用狒狒的肝脏。手术后当天,狒狒肝脏就开始发挥功能。为了减少患者体内对狒狒肝脏的排异反应,医生们采用多种抗排异反应药物。7月2日这位男子手术后第一次刮了胡子,并开始食用流质食物,并且可以下地走路。但是,两个月后这名男子出现了发烧症状,经X光胆管检查后又发现了血液感染,不久他就死了。

把动物器官移植给人体实验的失败并没有让科学家气馁。为了寻找这种跨物种器官移植手术的奥妙,他们又在动物之间进行了类似的实验。英国剑桥大学的科学家自1992年开始饲养世界上第一群心脏中含有人基因的猪,科学家是将猪卵细胞中植入人的一种基因后培养出这种猪的。在猪长成后,科学家将猪心脏植入猴子体内。实验表明,将猪心脏植入猴子体内后,猴子体内几乎不产生排异反应,植入猪心脏的猴子手术后平均存活时间为40天。此后,英国科学家决定选择4~5名患者进行猪心脏移植手术。

科学家之所以对猪情有独钟,是因为它们与人类有许多相似之处。猪的心脏与人的心脏大小相当,其管道分布和动力输出也相类似。此外,猪的心脏只需经过很少量的基因工程处理,就能与人类的免疫系统相兼容。

在美国,这项研究也如火如荼地进行着。58岁的帕金森症患者约翰逊接受了猪神经细胞移植手术。科学家们让两只经过严格灭菌消毒且不携带任何病毒的健康成猪交配,使母猪怀孕。在约翰逊接受手术的当天,科学家们将8只猪胚胎从母猪体内取出,并从每一胚胎中取出少量脑组织,通过手术放到约翰逊脑中被损害的部位。自从出院以来,约翰逊的活动能力大大提高,每天可以工作一段时间,还重新开始了他最喜欢的运动。虽然远期疗效还有待观察，但最初的脑检查表明，约翰逊大脑中的猪神经细胞依然活着。

面对跨物种异体移植迅速发展的势头，一些科学家也提出了自己的担心。法国科学家认为，实现真正无风险异种器官移植还有很长的路要走。因为研究结果表明，在猪的身体中存在某些病毒，这些病毒在动物的身体中处于休眠状态，对动物本身是无害的。但一经器官移植到人体后，病毒有可能会被激活，接受器官者可能受到感染，也可能会将病毒传染给其他人。

据科学家报告分析，人类现在谈虎色变的几种超级病毒，都是从动物体内传染给人的。比如，艾滋病病毒最初就是非洲猩猩传染给人的，还有禽流感等其他病毒，目前根本没有办法治疗。一旦这些病毒在人体内适应下来，造成人群中的传播，后果相当严重。为了避免出现这种可怕的局面，现在英、美等国家已经开始在法律上限制做动物器官移植方面的研究。

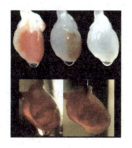

📖 **知识链接**

异种器官移植

由于异种器官移植是解决人体器官供应短缺的最好解决办法，因此科学家仍然对动物器官移植给人类抱有信心。他们相信，随着潜在的免疫学难题的攻克，无风险异种器官移植技术在未来几年内将成为现实。

人工晶体的发展

科普档案 ●器械名称：人工晶体 　●分类：硬质、软质、前房固定型、虹膜固定型、后房固定型

在第二次世界大战中，人们观察到某些受伤的飞行员眼中有玻璃弹片，却没有引起明显的、持续的炎症反应，于是想到玻璃或者一些高分子有机材料可以在眼内保持稳定，由此发明了人工晶体。

我们的眼球外边包着两种透明的东西，前面的叫作晶状体，后面的叫作玻璃体。晶状体是一个双凸面透明组织，被悬韧带固定悬挂在虹膜之后玻璃体之前。晶状体内没有血管，它所需的营养来自房水，如果房水的代谢出了问题或晶状体囊受损时，晶状体因缺乏营养而发生混浊，原本透明的晶状体就成为乳白色，而变得不透明，最终影响视力，这就是白内障。现在治疗白内障的方法很多，有一种方法就是干脆把已变得不透明的晶状体拿掉，换上一个人造的晶体，这就是人工晶体植入术。

人工晶体的研究早在18世纪就已经开始了。1766年，意大利眼科医生塔蒂尼研制了一个类似晶状体的椭圆形透明小体，设想在白内障手术结束时，将其放入患者的角膜后面，植入原晶状体所在位置，以取代混浊的晶状体，使白内障患者手术后恢复正常视功能的设想。30多年后，另一位意大利眼科医生根据塔蒂尼的介绍，用玻璃制造了一个类似的人工晶体，并在

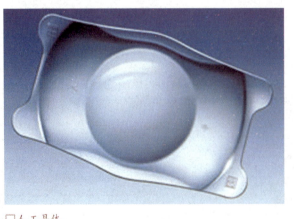

□人工晶体

一次白内障术后植入了一位患者的眼内,结果人工晶体在植入后很快就脱位于玻璃体。

第二次世界大战期间,英国眼科医生理德利发现许多飞行员受伤眼内有飞机舱盖的有机玻璃小碎片,对眼组织相对无毒性,不会引起太大的组织反应。受到启发的理德利在一位化工专家的协助下,用医用有机玻璃制造出了人工晶体。

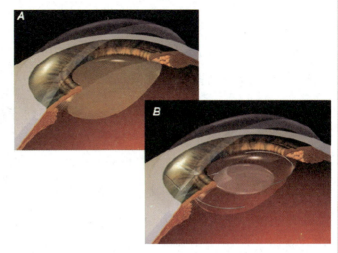

□人工晶体植入

1949 年 11 月 29 日,理德利医生在为一位 45 岁的妇女做白内障手术的同时,在她的眼内放入了一个"人工晶体"。它靠着 4 个夹子固定在虹膜上,光学部分正好在瞳孔中心,这样就使人工晶体起着天然晶体的作用。这次人工晶体植入手术是世界上第一例成功地把人工"镜片"放在人眼内的手术。此后,理德利医生制造了一批标准人工晶体,并施行了 750 例人工晶体植入手术,许多病人手术后裸眼视力都在 0.6 以上,这引起世界各地眼科医生的极大兴趣。

在 20 世纪五六十年代,由于手术条件及人工晶体制作材料和工艺条件所限,致使人工晶体植入的并发症较多,甚至有些眼科医生对人工晶体植入术持怀疑态度,认为人工晶体植入眼内成为眼内异物,长久会产生眼内异物反应。所以在当时眼内人工晶体植入术就未得到广泛的推广。直至 20 世纪七八十年代眼科显微手术的开展,黏稠剂的应用及人工晶体制作材料和制作工艺的不断改善,使人工晶体植入术后的并发症明显减少,而得到较广泛的推广开展;特别是白内障超声乳化术经过数十年对超声乳化仪及手术方法的改进和新型折叠式人工晶体的出现,在 20 世纪 80 年代开展超声乳化白内障吸出联合人工晶体植入术,切口小、愈合快,术后角膜散光轻,视力恢复迅速,而得到眼科医生的认可并获得广泛推广。

近十多年来人工晶体的制造工艺又有不断提高,除了非球面人工晶体外,有双焦点和多焦点人工晶体及可折叠式多焦点人工晶体出现,可用于满足白内障患者术后对不同距离的视力要求。美国一家公司研究生产的带状渐进型、折叠式多焦点人工晶体于 1997 年得到销售许可,目前已在世界许多国家销售,它为患者提供了良好的裸眼远、近视力。

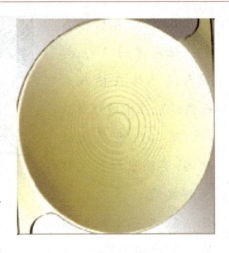

□ 多焦点人工晶体

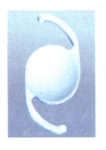

🔖 **知识链接**

可注入式人工晶体

人工晶体虽然经过长时期的改进和完善,但它至今还没有完全达到自然晶状体的调节功能。为此,国际上许多学者都在研究可注入式人工晶体,此项研究在动物实验中已取得初步成功。

干扰素的发现

科普档案 ●**药物名称**:干扰素　●**功用**:抗病毒,限制肿瘤细胞生长,诱导肿瘤细胞凋亡

　　1957年,科学家艾萨克斯和林登曼发现,一旦任何一种病毒感染生物体时,生物的组织细胞都会产生一种"法宝"来干扰病毒的新陈代谢,从而达到抵抗病毒和消灭病毒的目的。因此,艾萨克斯和林登曼将它起名为"干扰素"。

　　1928年,弗莱明发现了青霉素,此后,科学家们又陆续发现了很多类似青霉素的物质,如链霉素、氯霉素等,人们将它们合称为"抗生素"。抗生素是征服病菌、控制传染疾病的"撒手锏",它的出现,使人类平均寿命延长了10年! 但是,在病菌领域内纵横驰骋、八面威风的抗生素,却对病毒引起的疾病诸如感冒、肝炎、脑炎、麻疹等束手无策。病毒是比病菌更小,用电子显微镜才能看见的病原体。因为它小得能通过滤菌器,所以又叫"滤过性病毒"。通俗地说,如果将病菌比作篮球的话,那么病毒比一颗绿豆还小。因此,征服病毒成了继抗生素出现以后医学界面临的又一大挑战。

　　1957年,科学家艾萨克斯和林登曼发现,一旦任何一种病毒感染生物体时,生物的组织细胞都会产生一种"法宝"来干扰病毒的新陈代谢,从而达到抵抗病毒和消灭病毒的目的。因此,艾萨克斯和林登曼将它起名为"干扰素"。

　　那么,干扰素是些什么样

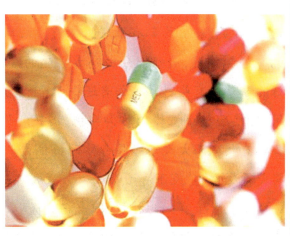

□各种抗生素

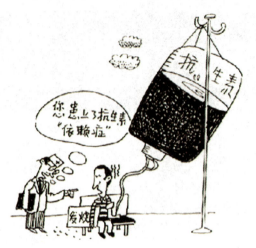

□ 不能滥用抗生素

的物质？它是如何抵抗病毒的呢？这些谜一样的问题引起了科学家们的极大兴趣，更多的人开始了对干扰素的研究。经过20多年的努力，科学家们才初步弄清楚这些问题。原来，生物体内的干扰素是一种蛋白质，它由不同氨基酸按一定数目和排列次序组成。科学家使用一种特殊的"手术刀"——切割酶，将它切成一段一段，并用蛋白质分析序列器测定它的氨基酸连接方式，由此证明它是由约500个氨基酸分子组成的。

为什么干扰素能置病毒于死地呢？科学家发现，当人体细胞接到病毒入侵告急信息时，细胞就发出紧急命令，释放出干扰素，依附到病毒身上，在病毒体内产生两种对病毒不利的酶。一种酶会将磷酸盐引入病毒，使病毒无法进行自身蛋白质的合成；另一种酶会对病毒核酸起瓦解作用，使病毒失去传宗接代的能力。这样，在干扰素的两面夹击之下，病毒只得乖乖地"缴械投降"。这一发现，极大地震动了全世界的科学界。许多国家的科研机构不惜资金投入研究，先后证明，用干扰素治疗病毒引起的感冒、水痘、角膜炎、肝炎、麻疹等都有很好的疗效。尤其令人注目的是，干扰素对癌细胞也有抑制作用，治疗部分由病毒引起的癌症和非病毒癌症，也都展现了良好的前景。有些科学工作者还探明，干扰素对人体的免疫能力也有刺激作用，能唤醒整个机体的防御系统，提高它们的机能和作用，警觉地进入"战备状态"，从而大大地增强身体的抵抗力。有人预言，未来药品的新秀可能将是干扰素的"天下"。

干扰素虽有如此神效，但是它的提取工作非常困难。因为干扰素只有在受到病毒入侵的细胞中才能产生，而且数量极少。1979年芬兰红十字会和赫尔辛基卫生实验所用了 4.5 万升人血,才煞费苦心地提炼了 0.4 克干扰素。据法国医疗单位计算,治疗一个感冒患者要花费 1 万法郎,而医治一位癌症病人,那就需要花费 5 万多法郎。可谓是世界上最昂贵的药品之一了。那么,能不能从别的动物血液中提取呢?也不行!因为干扰素有很强的专一性,人体用的干扰素只能从人体细胞中取得。把从别的动物身上取得的干扰素用到人身上,数量再多也没有效果。

直到今天,干扰素在医学上的运用仍然不够普遍。究其原因,主要是由于价格和提纯方法等原因造成的。为了得到更多的质优价廉的干扰素,人们正在做不懈的努力。

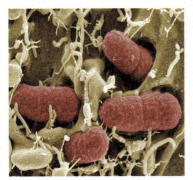

📖 知识链接

干扰素

干扰素的蛋白质结构已被科学家掌握,近年来,世界各国都在尝试生物工程技术,想采用基因工程的方法制造干扰素:把极微量的干扰素基因提取出来,并经过一系列的基因操作,把重组的干扰素基因放回到一种名叫大肠杆菌的细菌体上,让细菌来大量生产干扰素。该计划一旦付诸实施,微生物又将为人类的健康事业做出新的贡献。

多胞胎并非多多益善

科普档案 ●医学名称:多胞胎　　　●成因:催卵药的使用,体外受精等

目前,在很多西方国家,双胞胎都呈泛滥之势,其中美国尤甚。专家指出,这主要是一些生殖新技术的临床应用日益广泛造成的。医学界不禁惊呼:多胞胎在发达国家已经变成"流行病"。

近年来,关于多胞胎的报道频频见诸报端。1997 年 11 月 26 日,美国的麦考伊夫妇生下了世界上第一例七胞胎,轰动了整个美国。无独有偶,2000 年 7 月 6 日,据土耳其官方安纳多利亚新闻社报道,该国东北部一名 36 岁的孕妇,由于子宫内部有频率异常频繁的心跳现象,经医生以超声波照射检查,发现腹内竟有七名胎儿,这是世界上发现的第二个七胞胎案例。但这个纪录很快就被打破。2000 年 9 月 15 日和 18 日,意大利西西里一名妇女分两次产下了八胞胎婴儿。

在很多西方国家,双胞胎目前都呈泛滥之势,其中美国尤甚。有关数据显示,2000 年仅英格兰和威尔士就有 1 万名孕妇产下多胞胎。目前英国每 37 名孩子中就有 1 人是双胞胎新生儿。在美国,新生儿中双胞胎的比例比 1980～1997 年上升了 42%,三胞胎比同期增长率则达到令人震惊

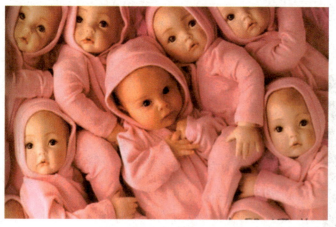
□多胞胎

的 370%。医学界不禁惊呼：多胞胎在发达国家已经变成"流行病"。

那么，近年多胞胎比率为什么会急速上升呢？专家指出，这主要是一些生殖新技术的临床应用日益广泛造成的。比如说，催卵药经常使孕妇同时产生多个卵子；一些医生在进行体外受精时，为提高受孕率，有时为妇女植入不止一个胚胎等。

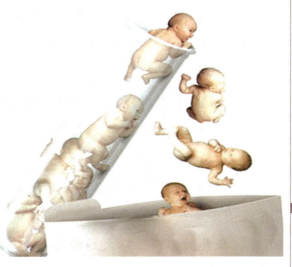

□试管婴儿

医学专家们通过调查发现，在美国，多胞胎猛增是与三四十岁高龄孕妇数量的增加同步的。1980～1997 年，美国 40～44 岁的产妇中，生双胞胎的比例增加了 63%；45～49 岁的产妇中，生双胞胎的比例增加了 100%。而 30～40 岁的产妇生出三胞胎或以上的，增加了将近 400%；40 岁以上产妇生三胞胎或以上的，增加了 1000% 左右。究其原因，催卵药和体外受精起了重要的作用，因为高龄产妇正是这两项技术的最大受益者。

专家指出，在试管婴儿中多胞胎所占的比率很高。目前在瑞典平均每10 胎试管婴儿中就有 4 胎是多胞胎，其他国家的比例也相当高。在我国，临床中经试管技术而受孕的孕妇有 20% 生出多胞胎。这一问题的根本原因在于人类冷冻胚胎和减胎技术仍不过关。冷冻胚胎技术指的是，制作试管婴儿时，培养出的胚胎数目较多，除放入子宫内的 2～3 个外，其余的均冷冻起来备用，以防第一次放下的胚胎"流产"。有鉴于此，专家们建议，临床试管授精应做一些调整，以减少多胞胎的比率。比如，应通过立法，把放入子宫的胚胎数限制在两个以下。

专家们之所以如此反对人为的多胞胎现象，原因在于：已有足够的事实和统计数字证明，多胞胎对胎儿和父母都可能意味着一场灾难。瑞典科学家调查了 1982～1995 年该国出生的全部试管受精婴儿和全部其他婴儿，并估计了多胞胎的数目、生理缺陷和复杂现象。试管受精婴儿出现生理缺陷的可能性比普通婴儿高出 39％。

医学专家指出，多胞胎对孕妇和婴儿来说都意味着危险的增加。对孕妇来说，多胎妊娠本身就是高危妊娠，其早产率高于正常产妇的 30％，妊娠合并并发症也是正常产妇的数倍。

由于绝大多数多胞胎都不能足月出生，导致婴儿一般体重过轻，身体器官发育不完全，死亡率较高。而过轻的体重，还会影响到婴儿神经系统的发育，使其听力、视力、大脑的发育受到永久的损伤，严重的甚至会形成脑瘫。

据估计，未来 10 年之内全球双胞胎和多胞胎的比例将显著增加。由于这一趋势已非常明显，一些专家甚至发出倡议，国际社会应该考虑采取措施遏制多胞胎的泛滥。

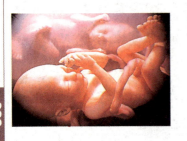

🔖知识链接

不同人种的多胞胎出生概率

不同人种多胞胎出生概率不同，以非洲人最高，其次是欧洲高加索人种，亚洲的黄色人种多胞胎出生率是最低的。许多专家认为，这种差异是人类几十万年进化过程中所形成的。

认识肉毒素

科普档案 ●医学名称:肉毒素　　●功用:除皱　　●优点:损伤小、见效快、操作方便、价格便宜等

　　肉毒素是一种剧毒物质,作用于胆碱能运动神经的末梢,干扰乙酰胆碱从运动神经末梢的释放,使肌纤维不能收缩致使肌肉松弛以达到除皱美容的目的,毒性越大,除皱美容效果越好。

　　肉毒素是一种剧毒物质,只要微量就可置人于死地,只听它的名字就令人胆战心惊了。但奇怪的是,不少人竟不惜付出大量的时间与金钱,热衷于往自己的面部注射这种药物,一针下去,眼圈上的鱼尾纹消失数月,圆脸忽成瓜子脸。这种奇怪的药物就是肉毒素。

　　肉毒素是由致命的肉毒杆菌分泌的细菌内毒素,是目前已知的毒物中毒性最强的一种,1毫克肉毒素可使几十万人死亡。在腐败的肉或罐头里面,就可能含有肉毒杆菌,如果不慎吃下了这类食物,肉毒杆菌控制了人的呼吸肌,导致呼吸困难,完全可能使人窒息或死亡。正是由于肉毒杆菌的剧毒性,所以法西斯分子曾经专门加以研究,并将之用于研发细菌武器,对外开展细菌战。

　　肉毒素于1897年被分离成功。50多年后,医学家阐明了其作用机制,将它用于肌肉痉挛的治疗。1973年,一位叫斯科特的医生报告了肉毒素注射猴眼外肌的研究结果,证实肉毒素对这些肌肉的麻痹作用能持续

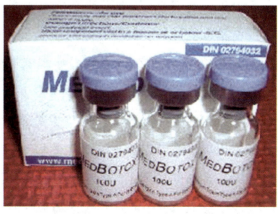

□肉毒素

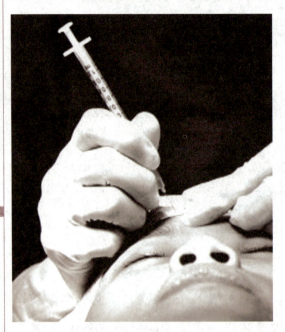

□肉毒素用于美容

1~3个月。1980年,斯科特又报告了用肉毒素治疗斜视。这些先驱研究证实了肉毒素能有效地用于治疗肌肉失调。

1986年加拿大一位眼科教授卡罗瑟在给病人注射肉毒素以治疗眼肌痉挛的过程中,意外地发现病人面部的皱纹消失了。1987年开始,她和皮肤科的医生一起合作研究,将肉毒素引入美容领域,并于1992年首次做了报道,成为肉毒素用于美容的创始人。

肉毒素用于医疗和美容,都是一个原理:它可以在一个时期内阻断肌肉和神经之间的传导,就好比一根弹簧没有弹性不能收缩了,而人的皱纹就是因为人的肌肉经常活动牵拉皮肤不断伸缩造成的,肌肉不能活动了,皱纹自然就减少了。肉毒素用于"瘦脸"也是同样的道理。

加拿大于2001年率先批准肉毒素用于医疗美容,美国于2002年通过肉毒素用于美容项目,改善中到重度眉间皱纹。此后随着研究的深入,肉毒素被广泛应用于眼科、神经科、骨科以及整形美容外科等多个领域。

在美容外科领域,刚开始肉毒素被用来消除颜面上半部的皱纹,如额横纹、眉间纹、鱼尾纹及鼻背部皱纹等。后来应用范围逐渐扩展到颜面的下半部,如老年人的口周皱纹,颈阔肌索条状畸形,鼻唇沟动力性皱褶等。除了单独使用肉毒素外,还可以配合其他的除皱方法,以增加疗效和延长时间,如作为内窥镜额部提紧术、激光除皱术前、软组织充填术中的辅助性治疗。

除了除皱,还有用肉毒素治疗眉毛不对称、面瘫、痉挛性斜颈等肌张力障碍性疾病,通过肉毒素治疗来调整力量对比,达到一个协调的状态。另外一个应用范围是调整肌容积,其中包括咬肌肥大、下眼睑轮匝肌肥厚、面部不对称和小腿肌肉肥厚等,通过麻痹支配肌肉的神经,使肌肉维持一种放松的状态,从而慢慢萎缩,达到缩小肌肉体积的效果。

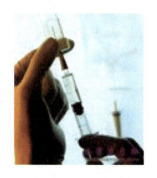

📖知识链接

注射肉毒素的副作用

随着整形之风大行其道,越来越多的女性甚至男性选择注射肉毒素这种神奇的美容方法来"永葆青春"。但是,注射肉毒素的效果会在4~6个月后逐渐消失。英国一个整形外科组织发布的报告指出,肉毒素与毒品一样能让使用者上瘾,使用肉毒素来除皱的病人非常容易产生强迫症,其中40%的人会有做进一步治疗的愿望。

医药科研发明

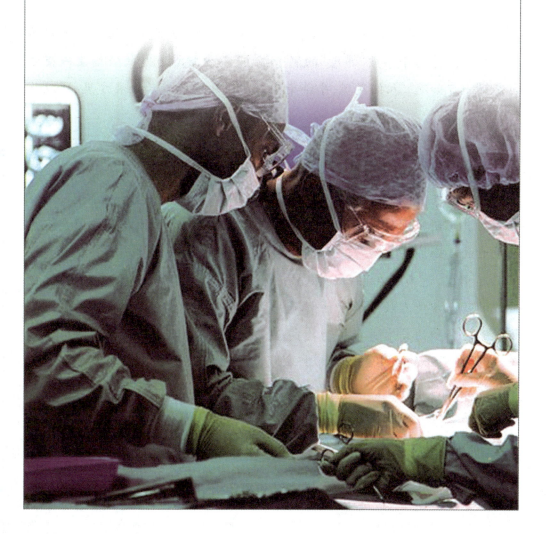

殖民者的帮凶——炭疽

科普档案 ●**疾病名称:**炭疽　●**症状:**恶性水肿、呼吸困难、腹痛、腹泻　●**病因:**细菌感染

炭疽是炭疽杆菌引起的人畜共患急性传染病，呈全球分布，以温带、卫生条件差的地区多发。由于炭疽芽孢的毒力强、易获得、易保存、高潜能、可视性低、容易传播，曾被一些国家作为生物武器用以实施恐怖行动。

19世纪前，在欧洲的牧场上，有一种被人们称作"恶魔"的牲畜疾病肆虐横行。大量的牛羊被"恶魔"的黑手掠去，不少腰缠万贯的牧场主一夜之间变得一贫如洗。人们发现，牛羊染上这种致命的疾病后血液发黑，所以称之为"炭疽"。

炭疽是由炭疽芽孢杆菌引起的传染性疾病，主要是在牛、马、羊等食草动物中传播，偶尔也可传染给从事皮革、畜牧工作的人员。最早记载关于炭疽热的流行发生于80年，当时罗马因此而死亡近5万人之多。然而，对其病因的真正研究则始于19世纪。1849年，法国医生达韦纳首先在因炭疽热而死亡的羊血液中发现了一种被描绘为"杆状菌"的微生物，但该发现并没有引起重视，达韦纳在最初的报告中也没有论及此事。此后，炭疽热在19世纪的欧洲曾使畜牧业遭受巨大损失。1860年，达韦纳医生受到法国微生物学家巴斯德的启发进行了动物实验。他把一头病死羊的血接种给数只兔子，随后在兔子的血中也出现了杆状菌。至此，炭疽杆菌与炭疽病之间的关系应该是确凿无疑了。

自从发现炭疽的病原是炭疽杆菌后，科学家研究出了抗炭疽血清，应用于治疗和紧急预防。后来，随着磺胺和抗生素的广泛应用，使这种危害严重的烈性传染病既可预防又可治疗，结束了炭疽危害不可抗拒的历史。但是，炭疽杆菌几乎是一种永不死亡的细菌，在环境恶劣的时候，细菌内部会

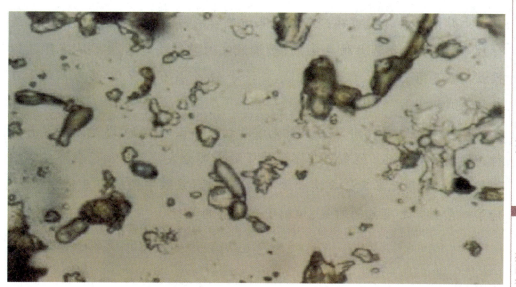

□炭疽菌

有一小部分浓缩起来,在这一部分周围形成几层坚硬的壳。环境条件一旦变好,壳里面的部分会像"发芽"一样长出来,又成了能够繁殖的细菌。正因为炭疽细菌的这种性质,它成了最早被采用的"细菌战剂"。在第二次世界大战中,美国、英国和日本都对炭疽细菌作为生物武器进行了研究。日军侵华时期,用炭疽杀害了数百万无辜的中国老百姓。

1931年9月18日,日军入侵中国东北,甚至想侵略整个东亚,建立所谓的"大东亚共荣圈"。但是,由于日本国土资源贫乏,在工业原料上先天不足,根本满足不了传统战争所需的巨大资源消耗。于是,侵华日军在寻找其他的途径时想到了用炭疽等细菌作武器。根据天皇的命令,教官出身的少佐石井四郎担起了建立细菌部队的任务。1933年,在哈尔滨市东南20千米一个当时叫"平房"的小镇,出现了一支专门研究细菌武器的秘密部队——加茂部队;这一罪恶累累的部队曾多次改名,1940年改名为关东军防疫给水部。这支部队在军邮地址簿上出现的名字是"满洲第731部队"。在此后的短短几年时间里,731部队便建立起一条月产炭疽菌粉末200千克的生产线。

抗日战争时期,731部队生产炭疽等病菌达数十吨之多,主要投放在中国内地的各个地区。其中,炭疽菌、鼠疫菌为干燥细菌,能污染空气,使感染者患上肺鼠疫和肺炭疽病；霍乱、伤寒被制作成菌液，通过飞机的降雨器进行散布，使感染者患上肠类疾病；而带鼠疫菌的跳蚤则直接用鼠疫弹进行投放。据不完全统计，仅鲁西聊城、临清等18个县有至少20多万人死于日本细菌战。

日本战败后，731部队为了避免遭到世界各国的谴责，迅速毁坏了自己所有的设备和用品。他们还将不便携带的大部分炭疽菌等细菌散播在华中一带，造成大量无辜民众丧生。新中国成立后，采取了预防为主的方针，实行了一系列行之有效的对策，控制了炭疽病的流行。

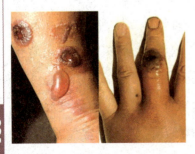

🔖 **知识链接**

炭疽的种类

炭疽分3种：皮肤炭疽、肺炭疽和肠炭疽。人如果与患炭疽病的牲畜接触或进食了未煮熟的病畜肉类，也会感染炭疽。因此，在炭疽相对易发生、动物的预防接种水平较低的地区，人们应该尽量避免与牲畜和动物产品接触，也要少吃处理不当或烹饪不足的肉类。

元老医术推拿

科普档案 ●医疗技术:推拿 ●功效:疏通经络,调和气血,提高免疫力 ●特点:经济简便,无副作用

　　推拿术是中国古老的医治伤病的方法,是中医学的一个组成部分。推拿是医生用双手在病人身体上施加不同的力量、技巧和功力刺激某些特定的部位来达到改善或恢复人体的生理功能、促使病情康复的一种方法。

　　原始社会人类在繁重而艰苦的劳动生产过程中,经常发生损伤和病痛,会不自觉地用手抚摸伤痛区部及其周围部位。当这种抚摸使疼痛减轻后,有思维的原始人就从体会中积累了经验,由自发的本能发展到自觉的医疗行为,再经过不断的总结、提高,成为今天被誉为"元老医术"的非药物自然疗法——推拿。

　　推拿又称按摩,通常是指医者运用自己的双手作用于病患的体表、受伤的部位、不适的所在、特定的腧穴、疼痛的地方,具体运用推、拿、按、摩、揉、捏、点、拍等形式多样的手法,以期达到疏通经络、运行气血、扶伤止痛、祛邪扶正、调和阴阳的疗效。

　　推拿一词是由"摩挲""按矫""按摩"逐渐演变而来的。我国古代经典医学专著《黄帝内经》中,对推拿就有相关描述和记载。《黄帝内经》全书包括《素问》《灵枢》两部分,共有18卷,162篇,其中有29篇,40余条涉及按摩,记载的手法多达10余种,并且从各个疾病的不同方面,准确地概括了推拿所具有的行气、活血、舒筋、通络、镇静、止痛、退热等治疗作用,为后世研究探讨推拿治疗作用奠定了基础。这部书第一次完整地建立了中医学的理论体系,确立了推拿作为一门学科在中医学理论体系中的地位。

　　隋唐时期,推拿成为宫廷教育的四大科目之一。出现了急症推拿、保健推拿及正骨推拿。我们通常所知道的掐人中治疗昏厥就是从当时的《肘后

方》留传下来的;捏脊疗法也是见于《肘后方》中。这个时期出现的膏摩疗法是推拿史上一个里程碑。这种方法是指在对人体进行按摩时,涂上中药制成的膏,既可防止病人表皮破损,又可使药物和手法相结合。另外,隋代出现了规模较大的宫廷学校——太医署,设按摩专科,有按摩博士,实指教学授徒的老师;到唐代,又建立了规模更大的太医署,还把按摩医生分为按摩博士、按摩师和按摩工等级。

宋金元时期,推拿手法的应用更加广泛,而且十分重视推拿手法的分析,出现了现存最早且最完整的推拿专著——《圣济总录》。

明清时期,小儿推拿得到了大发展,不仅著作繁多,学术特点也非常明显,形成百花齐放的局面。"推拿"这一名称也始于明清时期,这一名称的变革,体现了人们对手法的认识和提高。早期的按摩疗法仅用于少数疾病的治疗,手法种类较少,常用的是"按"和"摩"两种手法。在长期的医疗实践中,人们逐渐采用不同方向用力的手法来治疗各种疾病,使手法种类日益丰富,于是"按摩"逐渐被"推拿"这一更为明确的概念所取代。可以说"按摩"改为"推拿",标志着推拿学发展史上一大飞跃。

1949年之前,由于当时的社会环境不重视中医,尤其不重视操作型的医疗技术,推拿只能以分散的形式在民间存在和发展。这种发展的方式,其缺陷是受一地之限,缺乏交流;但其优势是由于我国疆域辽阔,植根于民间,易按照该地域流行病的特点和民间要求,发展为各具特色的推拿学术流派。如鲁东湘西的儿科推拿、北方的正骨推拿、江浙的一指禅推拿、山东的武功推拿、川蓉的经穴推拿等。这些众多的学术流派,是我国推拿学科的一大特色。这个时期,随着西方现代医学的传入,推拿与中医其他学科一样受到冲击。但推拿作为一门临床学科,在冲击中吸收了西方医学的解剖、生理等基础知识以充实自身,如上海的滚法推拿就是在这种情况下发展起来的。

1949年后,几乎被湮没的推拿疗法如枯木逢春,在对祖国文化遗产重视和正确政策的指引下,推拿疗法蓬勃发展、欣欣向荣,在这期间,国家整理和出版古代推拿医籍,并开办推拿专科学校,培养推拿专业人才。开展对推拿的生理作用和治疗原理的研究，同时提出用生物力学的方法来研究推拿的设想和探索。推拿麻醉在这个时期也取得了初步成功。

20世纪70年代后期，推拿作为一种无创伤、非介入性的自然疗法，被国内外医学界有识之士重新认识。推拿学术界在继承发扬中国传统推拿学的基础上，吸收了国外一些按摩经验，又创造和总结出许多新的推拿疗法。如耳穴推拿、胸穴推拿、运动推拿、保健球推拿、足穴推拿等。

现在，由于疾病谱的变化，人们治疗疾病的方法正在从偏重于手术和合成药物，向重视自然疗法和非药物治疗转变。而推拿正是属于现在所崇尚的自然疗法的一种，所以它日益受到人们的青睐。

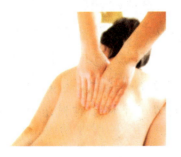

🔖 知识链接

非药物疗法

近年来，诸如针灸、推拿及草药之类的非药物疗法越来越受到世界的重视。最常见的非药物疗法有：松弛技术、脊柱按摩、推拿、冥想等。

针灸疗法的发展

科普档案 ●医疗技术:针灸　●功用:疏通经络,调和阴阳,扶正祛邪

针刺和灸法合称为针灸。针灸疗法即利用针对病患进行治疗,起源于新石器时代。针灸是中医的主要治疗手段之一。从古至今,针灸术在不断完善的过程中,治愈了各种疾病,也留下了许多神医治病的故事。

　　在祖国医学的宝库里,有一支极其绚丽的奇葩,就是针灸治法。针灸以它非常独特的治疗方式,为我们中华民族的繁衍、昌盛起到了重要的作用。

　　针灸的发明最初发端于一些偶然现象的发现。原始人身体某部位有些不适或疼痛,在劳动时,当身体的某个部位偶然被一些尖硬的器物碰撞了,甚至被碰伤出血,但会意想不到地减轻疼痛。这个现象多次重复以后,人们就有意识地用尖锐的石块刺激身体的某些部位,以减轻疼痛。到了新石器时代,人们逐渐掌握了磨制技术,已能制成一些较为精制的石器,即"砭石"。今天人们使用的不锈钢银针,就是在古代砭石、石针、骨针、竹针等原始针具的基础上,历经铜针、金针等不同阶段,不断发展更新而来的。

　　有了火之后,原始人便烤火取暖、煮食和篝火防兽等,这些过程中会被迸出的火星烧灼烫伤皮肤,但同时这种局部的烧灼可以减轻某些疾病的症状。这种情形反复出现,就使人们受到启发,他们开始有意识地选用一些干枯的植物茎叶作为材料,对局部进行温热刺激。这一疗法,我们把它称作灸法。由于艾叶具有易于燃烧、气味芳香、资源丰富、易于加工贮藏等特点,因而后来成为最主要的灸治原料。

　　针刺和灸法合称为针灸。针灸是中医的主要治疗手段之一。从古至今,针灸术在不断完善的过程中,治愈了各种疾病,也留下了许多神医治病的故事。

早在 2000 多年前，我国医家已把针灸的临床经验进行了系统总结。如1973 年在湖南长沙马王堆汉墓中，发现了多种周代编写的医书，其中在《足臂十一脉灸经》和《阴阳十一脉灸经》两书中，除了记有在经脉循行路线上的各种疼痛、痉挛、麻木、肿胀等身体局部症状，以及眼、耳、口、鼻等器官症状外，还有一些全身症状如烦心、嗜卧、恶寒等，都是用灸法治疗的。

战国时期的《黄帝内经》是现存中医文献中最早而且完整的中医经典著作。它包括《素问》《灵枢》两部分。其中《灵枢》所记载的针灸理论十分丰富而系统，被看作是针灸学术的第一次总结，其主要内容至今仍是针灸疗法的核心内容，故《灵枢》也称为《针经》。

继《黄帝内经》之后，战国时代的神医扁鹊所著《难经》对针灸学说进行了补充和完善。扁鹊本人就是一名精通针灸的神医，相传他在各地巡回行医时来到虢国（今陕西宝鸡一带），听说虢国的太子因病刚刚死去。扁鹊和他的学生便赶到宫门，询问了太子的病情，知道太子死亡的时间还不长，根据他的医疗经验主动提出可以救活太子。虢君听说后，急忙请他医治。经过扁鹊的精心望色、问症、切脉等诊察，确定太子是"尸厥"（类似休克），并非真正死亡。扁鹊应用针灸等医疗方法进行抢救，结果很快使太子苏醒过来，恢复了健康。这件事一直被当时的人们所传颂，说他能起死回生。以上说明早在春秋战国时期，针灸疗法已经相当普及，而且在医技上也已经有了很大的提高。

晋代医家皇甫谧潜心钻研《内经》等著作，撰写成《针灸甲乙经》，书中全面论述了脏腑经络学说，发展并确定了 349 个穴位，并对其位置、主治、操作进行了论述，同时介绍了针灸方法及常见病的治疗，被看作是对针灸学术的第二次总结。

到了南北朝和隋唐时期，针灸学著作不仅数量上有了明显增加，而且内容也更加丰富多彩。此外，还有不少彩绘针灸挂图、针灸图谱、灸疗专书和兽医针灸著作等。例如唐代著名的医家孙思邈等人的医学著作中，都专门详细地记述了针灸疗法。孙思邈还绘制了 3 幅大型彩色针灸挂图，分别把人体正面、背面和侧面的十二经脉用五色绘出，把奇经八脉用绿色绘出。

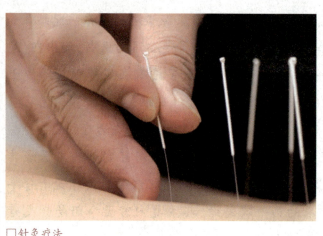

□ 针灸疗法

当时的针灸疗法和其他医学科目一样，都被正式列入了国家的医学教育课程，明确规定以《黄帝内经》等作教材。太医署还专门设立了针博士、针助教、针师、针工和针生等职衔。这些都说明当时针灸学已发展到相当高的水平。

唐代以后到近代，我国医家又陆续编写了大量的针灸学著作。其中最著名的是北宋时期王惟一主持编修的《铜人腧穴针灸图经》。

王惟一是宋仁宗时的太医局翰林医官。他的医术很高，尤其精于针灸。在行医的过程中，王惟一感到，前人流传下来的针灸著作对穴位的描述差异很大，而取穴位置的准确与否，又直接影响针灸的治疗效果。因而，他上书朝廷，请求系统修订针灸医书，考订针灸穴位的准确位置和治疗作用，并重绘针灸穴位图。经过3年的不懈努力，王惟一写出了《铜人腧穴针灸图经》。这本书共3卷，书中的许多认识都大大超越了前人。他把经络和穴位结合起来论述，将每一个正经上的穴位排列在该经之后，并注明针穴的位置，从而克服了《针灸甲乙经》按身体部位注穴而脱离经络循行的不足，使读者对经络和穴位有了整体的认识。

为了使针灸图的形象更加真实化和富有立体感，王惟一还在医官院主持监制了最早的两具刻有经脉腧穴的铜质人体模型，叫作针灸铜人。当时，受王安石改良思想的影响，医学教育得到很大的发展。再加上雕版和活字印刷术的发明，整理和出版了很多医学书籍。医学教育的发展要求针灸学教学要更加直观些，以便于学生记忆和临床使用。王惟一所设计的针灸铜人，在脏腑的布局、经络的循行、穴位的精确等方面，不仅科学性强，而且工艺水平相当高。他选择了精制的铜，铸成和人体大小相当的模型，里面装有铜铸成的脏腑，躯壳表面，刻有 354 个穴孔，孔内注满水银，外封黄蜡，以防水银流出。当老师出题针刺某穴，或提问何病症该针何穴时，学生照题试针。若针得正确，一进针水银便会流出。若针得不对，就刺不进去。铜人的铸造，对我国医学的发展，尤其在针灸学和针灸教学方面，起了很大的促进作用，故被针灸学家所推崇，即至现在仍有学习和研究的价值。

明代是针灸学术发展的鼎盛时期，名医辈出，针灸理论研究逐渐深化，也出现了大量的针灸专著，特别是杨继洲所著的《针灸大成》，汇集了明以前的针灸著作，总结了临床经验，内容丰富，是后世学习针灸的重要参考书，被认为是针灸学术的第三次总结。

针灸是一门古老而神奇的科学。早在公元 6 世纪，中国的针灸学术便传播到国外。目前，在亚洲、西欧、东欧、拉美等已有 120 多个国家和地区应用针灸术为本国人民治病，不少国家还先后成立了针灸学术团体、针灸教育机构和研究机构。1980 年，联合国世界卫生组织提出了 43 种推荐针灸治疗的适应病症。1987 年，世界针灸联合会在北京正式成立，针灸作为世界通行医学的地位在世界医林中得以确立。

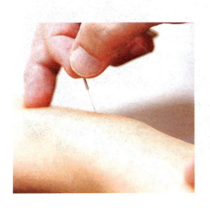

📖 知识链接

针 灸

针灸中的"针"是以针刺入人体穴位治病。它依据的是"虚则补之，实则泻之"的辩证原理，进针后通过补、泻、平补平泻等手法的配合运用，以取得人体自身的调节反应；"灸"是以火点燃艾炷或艾条，烧灼穴位，将热力透入肌肤以温通气血。针灸就是以这种方式刺激体表穴位，并通过全身经络的传导，来调整气血和脏腑的功能，从而达到"扶正祛邪""治病保健"的目的。

注射器的发明

科普档案 ●器械名称：注射器 ●发明时间：1853年 ●发明人：法国的普拉瓦兹和苏格兰的伍德

注射器的历史比许多人想象中要悠久得多。据医学史书记载，注射器出现的最初形态是灌肠器，在汉代医家张仲景的《伤寒杂病论》中就对此有形象的描述。

生病了打针、挂吊瓶，在今天是件再平常不过的事儿。不过，你知道打针时用的注射器是怎么发明出来的吗？这里面可有着悠久的历史与丰富的医学知识呢。

15世纪，意大利人卡蒂内尔就提出注射器的设想。但直到1657年英国人雷恩才进行了第一次人体试验。当时，雷恩用羽毛和狗的膀胱，制成了注射器的代用品，把药注入人的体内。法国国王路易十六的军队外科医生阿

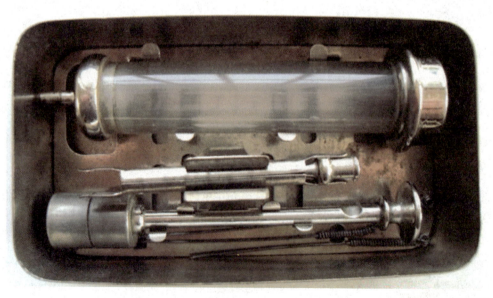

□最早注射器

贝尔也曾设想出一种活塞式注射器。

在 17 世纪 60 年代，德国出现了关于静脉输液的专著。这时，极少数医生曾用动物膀胱制成静脉注射工具，用中空的树枝插入人体，尝试输血。这种方法虽然挽救过一些生命，却带来许多致命的并发症，1670 年巴黎议会禁止输血，动物膀胱注射的技术就绝迹了。

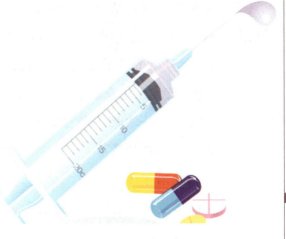

□一次性注射器

到了 19 世纪初期，制药技术发展起来，为了把药物送入体内，医生们尝试了从木钩子到柳叶刀的各种器具，企图通过用沾有药物的器具，刺穿皮肤以将药物送入体内。其实，针筒在这时已经出现，不过人们只用它来治疗胎记。针头由爱尔兰医生弗朗西斯·赖恩发明出来。但直到 1853 年，来自法国的普拉瓦兹和苏格兰的伍德才第一次将针筒和针头组合到一起，这一创新也就成为现代注射器的鼻祖。伍德使用这一新工具向病人皮下注射吗啡，来治疗睡眠障碍。然而，不幸的事情发生了，伍德的妻子因为自己注射吗啡过量而去世。几年以后，伍德又为注射器的针管加上了刻度，并换上了更细的针头。这一系列的改良立即吸引了众多医生的注意，并很快得到广泛应用。这让许多疾病可以医治，带来了医学史上的飞跃。

到 20 世纪 50 年代时，注射器的生产已经具有相当的规模了。注射器也出现了小到 0.25 毫升，大到 200 毫升的各种型号。这时，美国 BD 公司应红十字会要求，生产了一次性采血包，随后又开发出玻璃制的一次性注射器。短短 3 个星期内，这些注射器就为 100 万美国儿童接种了脊髓灰质炎疫苗。随后，BD 公司并购了巴尔的摩生物实验室，并研发出一整套无菌技术。这奠定了整个一次性无菌医疗器具产业的基础。

塑料工业的飞速发展也为注射器的生产注入了新的元素。1956年，新西兰医生科林·默多克发明了一次性的塑料注射器。与传统的玻璃注射器相比，用塑料制作注射器除了秉承玻璃制品惰性、透明等优点外，它还具有不易损坏、便于运输、造价低廉、易于回收等特点，它的安全性更是玻璃注射器望尘莫及的。一次性无菌注射器开始了规模化生产，逐渐取代了传统注射器而成为医生们的首选。

注射器在救治了千千万万人的同时，却也要了许多医生的命。因为针刺伤是医生被传染肝炎、艾滋病的主要途径。从20世纪80年代开始，注射器的包装、设计以及回收都开始加入了保护医务人员的考虑。美国已经要求所有医院停用传统钢制针头，使用具有安全设计的医疗器具。

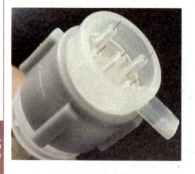

📖 知识链接

微针头

未来注射器的发展，必然向着更有效、更安全、更易用、更便宜、更人性化的方向发展。值得一提的是，许多人从小惧怕打针，原因不言自明——痛。不过，不久以后这个问题就会迎刃而解了。人们开发了"微针头"，其直径与人的毛发相当。因为针头很细，能够显著减轻甚至消除注射时所带的疼痛。

电休克疗法的发明

科普档案 ●医疗技术:电休克疗法 ●使用时间:1936年 ●首用人:意大利精神病医生塞尔列提和比尼

电休克疗法是一种治疗精神病的有效疗法。首先使用电休克疗法治病的是意大利精神病医生塞尔列提和比尼。他们为了治疗癫痫,将一定量电流通过患者头部,导致其全身抽搐,以达到治病的目的。

电休克疗法是一种治疗精神病的疗法。在治疗过程中,医生让微弱的电流通过患者大脑1~2秒钟,使病人达到暂时的昏迷,可以控制病人的兴奋和改善病人的幻觉、妄想等精神病症状。

首先使用电休克疗法治病的是意大利精神病医生塞尔列提和比尼。1936年他们首先用动物进行试验,1938年开始用人做试验。他们为了治疗癫痫,采取向大脑通电流的办法。这个轰动一时的精神病治疗法获得了极大的成功,并立即传遍了全世界。

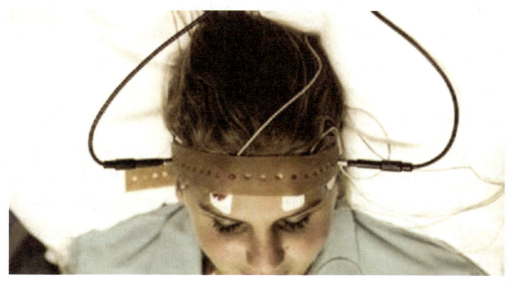

□电休克疗法

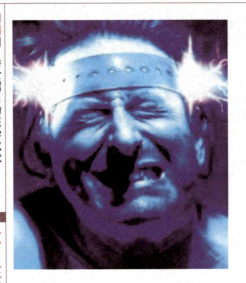

□电休克治疗

为什么电休克会在治疗精神病,特别是精神分裂症和精神抑郁症方面有效?对此,人们提出了种种假设来解释这种现象。精神分析学说的假设是,患者把电击治疗视作一种惩罚,这种惩罚对引起抑郁症的内疚情感具有缓解作用。另一种更加现代的假设来自生理心理学。这种假设认为,电击治疗能刺激大脑增加产生某些神经递质,如肾上腺素等。所以,有充分的理由相信,一些精神病患者的大脑的生化平衡发生紊乱,电休克疗法有助于患者恢复生化平衡。

电休克治疗问世后,曾一度被视为一种野蛮的疗法,原因是其会诱发脑癫痫,并且有时是在违背病人意愿的情况下采用的。批评者们争论说,电休克治疗精神疾病的长期功效是值得怀疑的。他们还强调说,太多的电休克治疗会引起某些脑损伤。但事实并非如此,进行电休克治疗时,电量为80~120伏,在此电量下,电流直接通过人的大脑,导致全身抽搐,病人意识丧失,没有痛苦。治疗结束后,少部分患者会出现头痛、恶心及呕吐,轻者不必处理,重者对症治疗即可缓解。还有一少部分患者可出现意识模糊、反应迟钝,这取决于治疗次数的多少和间隔时间的长短,一般7~10天内逐渐消失。据资料表明,电抽搐治疗可引起脑电图改变,导致记忆力下降,但这种情况持续时间很短。一般认为,电抽搐治疗后1个月内可恢复正常。对有严重自杀行为的抑郁性精神病患者,经过药物治疗需2~3周才获得最佳效果,如采用电抽搐治疗在1周内即可生效。国外有研究证明,经电抽搐治疗100次以上的病例,并无明显的脑功能影响,现一个疗程仅有8~12次,据电抽搐万次治疗的分析表明,未发生危及生命的并发症。因此,可以说电抽搐治疗是一项安全有效的治疗方法。

近年来,随着麻醉法和肌肉弛缓药的应用,在进行电休克治疗时,患者不会再像以往那样在手术台上翻腾反抗,医护人员也不必再努力对病人加以压制。这种无抽搐电休克疗法因无明显痛苦、费用较低、无明显副作用再次得到了广泛的认可,成为治疗严重抑郁症、某些精神病及紧张症的手段。

尽管取得了一些进展,但在治疗抑郁症方面,电休克疗法仍不太可能变得像药物治疗那样普遍。原因之一是,其实施起来较为复杂且危险,需要全麻和吸氧。所以,通常在药物治疗失败、患者需要紧急援助的情况下,精神病学家们才推荐使用电休克疗法。

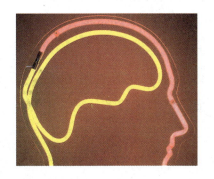

🔖**知识链接**

电休克新疗法

目前,科学家们正在对电休克疗法进行改进。新疗法包括电磁刺激法和迷走神经刺激法,前者也会如电休克疗法那样造成脑癫痫,后者则需要植入一个类似于起搏器的装置来刺激与脑相连的神经,此疗法已被获准治疗癫痫症。

阿司匹林的研制

科普档案 ●药物名称:阿司匹林　　　●功用:镇痛、解热、消炎、抗风湿、抗血栓、预防消化道肿瘤等

阿司匹林是一种历史悠久的解热镇痛药。用于治感冒、发热、头痛、牙痛、关节痛、风湿病,还能抑制血小板聚集,用于预防和治疗缺血性心脏病、心绞痛、心肺梗死、脑血栓,应用于血管形成术及旁路移植术也有效。

　　青青的杨柳,水池边、小河岸,随处可见。它那婀娜多姿的身影,令人想起寒冷的冬日已过去,温暖的春天已到来。掐下一段叶尖,放进嘴里,有一丝苦涩。正是这苦味,让几个世纪前的人想到它可能具有的用途,最后通过实验,发明并制成100多年来应用不衰的阿司匹林。

　　阿司匹林原是商标名称,它的化学名称是乙酰水杨酸,其实应该称为乙酰柳酸,其来源和柳树有关。早在公元前5世纪,古希腊医生希波克拉底已记载从柳树皮提取的苦味粉末可用来镇痛、退烧。古罗马人用柳树皮的浸出液治疗坐骨神经痛;美洲印第安人用柳树皮炮制的茶退烧;非洲霍屯督人用柳树皮制成饮料医治风湿病。这些民间土药就是天然阿司匹林。到了19世纪,随着有机化学的建立,科学家们试图从植物药物中提取出有效成分。1827年,柳树皮中的活性成分水杨苷被分离、纯化了出来。10年后,意大利化学家发现,水杨苷水解、氧化变成水杨酸,而其实水杨酸在几年前已由德国化学家从绣线菊提取出来了,只不过当时不知道它与水杨苷的关系。

　　水杨酸的药效要比水杨苷强很多。1859年,德国化学家发明了合成水杨酸的廉价方法。此后,水杨酸开始被广泛使用。但水杨酸是一种中强酸,会使口腔感到灼痛。而且口服水杨酸会导致胃痛,当时也误以为这是由于其酸性引起的。因此就想到要如何避免水杨酸的酸性。为此,德国拜耳公司

的研究人员通过酯化反应，把水杨酸变成乙酰水杨酸。

拜耳公司是建于 1863 年的一家化工小公司，原来主要是生产染料。在 19 世纪 80 年代后期，染料业开始衰落，拜耳公司转而研究化学制药。它将乙酰水杨酸命名为阿司匹林，于 1899 年上市，一举成名。拜耳公司因此成功转型，演变到现在，成了德国第一大、世界第三大制药公司。

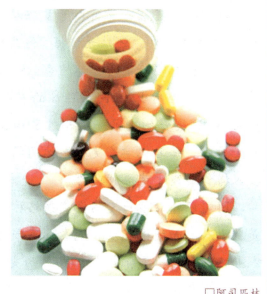

□阿司匹林

按照拜耳公司的说法，阿司匹林是在 1897 年由一名年轻化学家霍夫曼首次合成的。据说，霍夫曼的父亲患有风湿性关节炎，经常服用水杨酸消炎止痛，但是水杨酸又让老霍夫曼胃痛。为了减轻父亲的痛苦，在父亲的激励下，霍夫曼决心寻找一种具有水杨酸的疗效而副作用较小的药物，为此翻阅化学文献，在一次实验中偶然地发现了乙酰水杨酸。这个富有人情味的传说最早出现在 1934 年由拜耳公司的一名退休化学家写的书中，此后成为权威说法出现在各种有关阿司匹林的文献中。其实对这项发明起着非常重要作用的还有一位犹太化学家艾兴格林，其功绩不但被埋没了，而且还被关进了集中营。他虽然多次向有关当局提出申诉，但至死也未获得认可。

艾兴格林的辛酸故事发生在 1934~1949 年。1934 年，霍夫曼宣称是他本人发明了阿司匹林。当时的德国正处在纳粹统治的黑暗时期，对犹太人的迫害已经愈演愈烈。在这种情况下，狂妄的纳粹统治者不愿意承认阿司匹林的发明者是犹太人这个事实，于是便将错就错把发明家的桂冠戴到了霍夫曼的头上。纳粹统治者为了堵住艾兴格林的嘴，把他关进了集中营。第二次世界大战结束后，在 1949 年前后，艾兴格林又提出这个问题，但不久他就去世了，从此，这件事便石沉大海。

英国一位医药史学家对于艾兴格林发明阿司匹林的情况也有一些耳闻,但要落实这件事还缺乏证据。他几经周折获得德国拜耳公司的特许,查阅了拜耳公司实验室的全部档案,终于以确凿的事实恢复了这项发明历史的真面目。他指出:在阿司匹林的发明中,艾兴格林功不可没。事实是在1897年,霍夫曼的确第一次合成了构成阿司匹林的主要物质,但他是在他的上司——知名化学家艾兴格林的指导下,并且完全采用艾兴格林提出的技术操作路线才获得成功的。

阿司匹林的第一发明者艾兴格林之所以有功反而受过,主要原因是他是犹太人。而德国发生的冤案让英国医药史学家给予昭雪,实在是一件耐人寻味的事。好在事实胜于雄辩,历史崇尚公正,艾兴格林的功绩终于在世界人民中传颂。

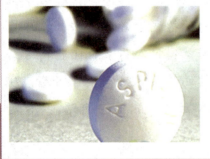

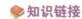 **知识链接**

阿司匹林

阿司匹林一开始是以解热镇痛药闻名的,它能治疗头痛、牙痛、关节痛以及感冒。1971年,英国药学家约翰·万恩在研究前列腺素过程中,获知并证实阿司匹林对防止血管栓塞有明显疗效。这一发现,让阿司匹林迅速成为最常用的药物之一。现在每年全世界要消耗掉4万吨阿司匹林药粉,相当于1200亿片阿司匹林药片。

创可贴的发明

科普档案 ●医学名称:创可贴　●特点:体积小、使用简单、携带方便、透气性能好、疗效可靠

　　美国强生公司的产品销往 175 个国家,其中最为消费者熟悉的产品当属邦迪创可贴。作为现代人最常用的一种外科止血胶布,创可贴已经成为每个家庭的生活必备品。

　　美国强生公司成立于 1887 年,是世界上规模大、产品多元化的医疗卫生保健品及消费者护理产品公司。其产品销往 175 个国家,其中最为中国消费者熟悉的产品当属邦迪创可贴。作为现代人最常用的一种外科止血胶布,创可贴已经成为每个家庭的生活必备品。有资料显示,全世界每年要用掉将近 10 亿个创可贴!难怪有人将它列为 20 世纪影响生活的十大发明之一。

　　看似不起眼的小创可贴,它的背后还有一个感人的故事。20 世纪初,在美国西部一个小城,刚刚结婚的迪克森太太对烹调毫无经验,但她喜欢每天亲手为丈夫准备晚餐,看着爱人坐在餐桌前品尝美味,就是她最幸福的时候。不过,迪克森太太总是笨手笨脚的,常常在厨房里切着手或烫着自己。

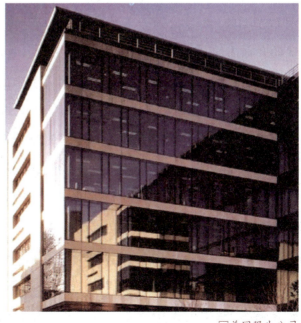

□美国强生公司

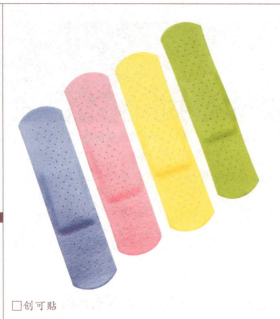

□ 创可贴

那时，迪克森正在一家生产外科手术绷带的公司里工作，他每次称赞妻子厨艺进步的时候，都要为她的手指担心。有时在工作的时候，还要担心妻子会不会切破手，有没有人帮忙包扎。每天回到家第一件事，迪克森不是吃饭，而是先帮妻子重新包扎伤口。迪克森想劝妻子别再做饭了，但看到妻子乐此不疲的样子，他知道这是妻子的快乐。所以，最好的办法是为妻子发明一种包扎绷带，在她受伤而无人帮忙时，自己就能包扎好。

为了妻子，迪克森开始做实验。他考虑到，如果把纱布和绷带放到一起，就能用一只手来包扎伤口。于是，迪克森拿了一条纱布摆在桌子上，在上面涂上胶，然后把另一条纱布折成纱布垫，放到绷带的中间。但做这种绷带的粘胶暴露在空气中时间长了就会干。迪克森试了许多不同布料盖在胶带上面，期望找到一种在需要时不难揭下来的材料。之后他发现，一种粗硬纱布能很好地完成这个任务。于是，当迪克森太太又一次割破手时，就自己揭下粗硬纱布，把她聪明的丈夫发明的绷带贴在了伤口上。后来，迪克森发明的这种绷带为他带来了好运。他所在的公司主管将它命名为"邦迪"。接下来，这种具有弹性的纺织物与橡皮膏胶粘剂组成的长条形胶布，迅速风靡全球，成为美国强生公司起家的基石。

1992年，当美国强生公司的明星产品"邦迪"创可贴全面进入中国市场时，国内既有的一些杂牌产品被强生公司围剿，强生公司成为中国市场的长期霸主，在中国市场的占有率一度高达70%左右。此前，中国的小创伤口护理市场一直由云南白药散剂占据，但在遭遇"邦迪"后便急转直下，一度在各大城市的药店中几近消失。面对已被同业"认定不可能做出花样来"的同质化明显的商品，但云南白药别开生面，为"胶布加点白药"创出"含药"创可贴，并在不断创新中突破重围，经过 7 年努力，2008 年，云南白药创可贴一举超越邦迪，成为中国市场第一大品牌。

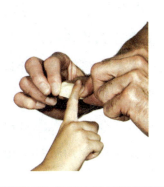

🔖**知识链接**

创可贴的主要用途

创可贴主要用于急性小伤口的止血，尤其适用于切口整齐、清洁、表浅、较小而不需要缝合的切割伤。对于较深伤口，有大血管、神经、肌腱损伤以及疑有异物的伤口，不能使用创可贴；疖肿、烫伤、化脓感染和各种皮肤疾病，也不宜使用创可贴。

静脉输液疗法的发明

科普档案 ●医疗技术：静脉输液　●特点：易将药物达致疗效浓度，迅速补充身体所丧失的液体等

静脉输液是利用大气压和液体静压将无菌液体、电解质、药物由静脉输注入体内的方法，是一种高度专业技术。回顾其历史，始于17世纪，但巨大进展主要发生于20世纪。

静脉输液疗法俗称"打点滴""吊盐水"，是临床上最常用的治疗方法，在世界各地每天有上千万的病人接受静脉输液和静脉药物治疗。可以这样说，静脉输液疗法的创立是近代医学治疗史上的里程碑。

1628年，哈维提出人体血液循环的理论。1656年，英国的克里斯多夫·韦恩医生根据这一理论，首次尝试将酒、牛奶和鸦片通过静脉输入病人体内。韦恩不仅是静脉输液之父，也可以算是临床营养和静脉麻醉的鼻祖。不幸的是，当时谁也不知道微生物的存在，因而导致接受静脉输液的病人因微生物感染而全部死亡。历史走过了漫漫170多年之后，1832年，苏格兰的莱特医生面对罹患霍乱的病人，再次使用韦恩的方法，将大量煮开过的食盐水经静脉输注给患者。当时未接受输液治疗的病人超过半数被霍乱夺去了生命，而接受治

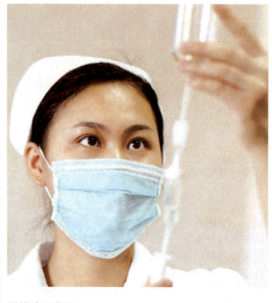

□静脉注射液

疗的病人大部分得救了！同时，莱特也观察到很多病人出现了"注射热"，也就是现在所说的输液反应，只是当时还无法解释其中的原因。莱特医生的成功经验为静脉输液疗法奠定了基础。

20世纪20年代，静脉输液疗法作为一种重要的治疗方法已经被广泛接受，但是治疗中出现的输液反应亦困扰着医生。当时所用的输液均为医院自行制备，采用广口玻璃瓶作为输液容器。1931年，美国医生唐纳·百特与同伴建立了一家小型工厂，生产出世界上第一瓶商业用输液产品——5%葡萄糖注射液，这种工业化生产的输液产品在第二次世界大战中被大量应用于伤病员的抢救。

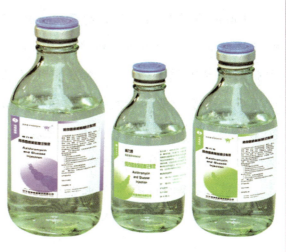

□葡萄糖注射液

最早的静脉输液系统采用广口玻璃瓶作为容器，使用时需打开瓶盖倾注液体，因液体完全暴露于空气之中，导致气载微生物和微粒严重污染输液。此外，输液用的橡皮管经过消毒后重复使用，其间被污染的机会更大。此后，人们采用了密封玻璃瓶或塑料瓶，使液体不再完全暴露于空气中，而且输液管为一次性，被污染的机会大大减少了。然而，输液容器在使用过程中需插入空气导管针，建立空气通路，使得输液能够顺利滴注。空气中的微生物和微粒仍可通过空气导管针进入输液，对人体构成威胁。1950年，人们又发明了全封闭式输液系统。它采用优质药用级塑料制成的软袋，材质稳定，利用大气压力在袋外压缩袋体，无须引入外界空气即可顺利滴注，杜绝了空气中微生物和微粒的污染。采用特殊设计的输注口和加药口，不仅保证无菌输液的安全，还废弃了橡胶塞，改用优质乳胶塞，明显减少了微粒污染。

　　1965~1978 年间，全球有 7 次大规模的医院内感染事件与市场上供应的玻璃瓶装输液的内源性污染有关。其中影响最大的一次发生在美国。由于瓶塞密封不严，导致灭菌时含微生物的冷凝水渗入瓶内污染输液，病人使用后发生了严重的输液反应。这次事故波及全美 25 家医院，387 名患者发生感染，其中 50 人因此死亡。此后，美国医疗当局规定全国停止使用玻璃瓶输液，换用密闭式软袋输液。

　　目前，我国的医疗市场上也出现了全封闭式软袋输液产品，随着输液安全性的大大提高，相信越来越多的病人会彻底摆脱输液反应的危害。

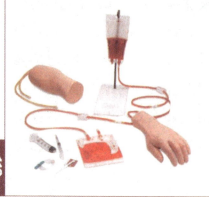

📖 知识链接

静脉输液

　　静脉输液是一种经静脉输入大量无菌溶液或药物的治疗方法。它利用液体静压的物理原理，将液体输入体内。最初，输液瓶是一个入口和大气相通，下连橡胶管的玻璃瓶。瓶内液体受大气压力的作用，使液体流入橡胶管形成水柱，当水柱压力大于静脉压时，瓶内的液体即顺畅地流入静脉。

全静脉营养疗法的发明

科普档案 ●医疗技术:全静脉营养疗法 ●时间:1965年 ●首用人:美国医生杜特利克

　　1968年,美国医生杜特利克经过近10年的实践,并将摩尔、罗特的关于维持人体生命营养的理论和奥勃尼的静脉穿刺经验融会贯通,终于率先创用了全静脉营养疗法。

　　随着危重病医学的发展,危重病人的全静脉营养疗法逐渐得到了重视,成为一些不能进食和进食后肠道不能正常吸收的病人必需的治疗手段。全静脉营养疗法的问世绝非是一朝一夕就能成功的事,它是经过无数医学家不懈努力的结果。

　　当代医学,凡是在谈到维持人体生命营养问题时,谁都不会忘记两位有名的医学家摩尔和罗特。他们在前人研究的基础上,摸清了人类生存的能量代谢规律,计算出了维持生命活动所需要的基本能量。这一基本的能量与人的年龄、体质、营养状态及活动量相关。一般来说,休息时,每日每千克体重需要消耗104.65~125.58焦能量,轻度工作时需125.58~146.51焦;中度工作需146.51~167.44焦;重度工作时需167.44焦以上。此外,摩尔和罗特还指出,人体中除需要一定的能量外,还需要少量的无机物、微量元素和维生素。与此同时,摩尔和罗特还根据实验结果,计算出各种营养物质所具有的能量:每克蛋白质和糖经过代谢转化都可产生16.744焦能量,每克脂肪可产生37.674焦能量。

　　根据摩尔和罗特的研究,人们明白了一个道理:凡是由于消化系统有病变而无法吸收营养时,只要按照一个人标准的能量需要,去寻找与制造从静脉途径输入的营养物质,然后从静脉按日输给,人就能活下来。可由于采用一般输液,从上下肢的浅表静脉输入,静脉很容易被阻塞。显然,可通向全静脉营养疗法胜利终点的静脉途径，必须具备几个条件：适于输送高浓度的葡萄糖溶液，最好尽可能接近心脏，可以长期使用，使用时不影响病人的四肢活动。此后，医学家们开始了艰难的"寻路"工作。

1952年，法国医生奥勃尼向医学界推荐了一条极好的静脉途径，即锁骨下静脉穿刺输液。人体颈部下边左右前方各有一根锁骨。相传，古代江湖大盗被捕捉后，本领大的都会越狱而逃，可是如果在他们的锁骨处穿上铁链，他们就再也无法逃脱，由此而得"锁骨"之名。在锁骨的下方有一根锁骨下静脉，通向上腔静脉，而上腔静脉直接通向心脏，这是一条符合上述各项条件的静脉途径。因为，这里既有可能穿刺与插管进去，而且管腔较粗，药液或高浓度营养液通过这里能很快进入上腔静脉。这里血液流速极快，营养液可立刻被送向心脏，所以不会因浓度太高而刺激静脉造成变硬或阻塞。

1960年，世界医学界向广大医生推荐了这条静脉途径：从锁骨下静脉穿刺进入静脉，接着从中间插入一根静脉输液导管，并使它直达上腔静脉。这一导管可长期保留使用。至此，全静脉营养疗法静脉输液的途径问题得到了彻底的解决。

能不能完全依靠静脉营养方法维持一个人的生命，对这个问题谁也没有把握。1961年，美国宾夕法利亚大学的杜特利克医生决定在这个问题上探索一下。他在狗的颈部做一个切口，寻找通向心脏较近的较为粗大的静脉，将一根细软又不容易压瘪的输液导管插进这根静脉，然后固定好导管，缝合好切口。接着，再也不给这条狗喂任何的东西，维持生命的营养物质由这根输液管输入，连续观察了36个星期，这条狗照样活得不错。

动物实验获得成功以后，杜特利克开始用这个方法治疗病人。1965年，杜特利克遇到一个刚出生不久的女婴，她得了一种怪病，既不会吸乳汁，也不会排大便。杜特利克对病人进行了细致的检查，发现病人肠道先天性闭锁。也就是说，病人一生下来肠子就闭塞不通。作为一名致力于全静脉营养疗法的研究者，杜特利克心里明白，这种病没有任何成熟的治疗方法。但是，医生的职责驱使他想方设法挽救婴儿的生命。他想尝试用动物实验中已经获得成功的静脉营养方法救孩子一命。不久,女婴被推上了手术台,杜特利克为病人做了锁骨下静脉穿刺输液必备手术,将配制好的各种人体所需营养液徐徐送入女婴的体内。时间一天又一天地过去了。可是,当女婴存活到22个星期时,病人家属认为这种治疗没有什么意义,坚决要求中断全静脉营养疗法。原本可以存活更长时间的女婴在中断治疗后死去了。这是医学史上采用全静脉营养疗法获得成功的第一例。

1968年,杜特利克经过将近10年的实践后,向医学界报告了他的实践心得。他将摩尔、罗特的理论,又将奥勃尼的静脉穿刺经验都融会贯通地结合起来,终于率先创用了全静脉营养疗法。

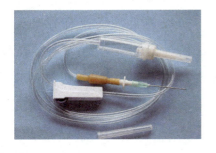

📙知识链接

全静脉营养疗法

　　全静脉营养疗法与静脉输液疗法有相同之处,但前者要复杂得多。全静脉营养疗法涉及营养液的配制与调整,静脉液管的清洁、保养和调换,也要防止发炎、栓塞、静脉炎等并发症。

神通广大的抗生素

科普档案 ●药物名称:抗生素　●种类:青霉素、红霉素、金霉素、链霉素、氯霉素等

抗生素是由微生物或高等动植物在生活过程中所产生的具有抗病原体或其他活性的一类次级代谢产物，能干扰其他生物活性细胞发育功能的化学物质。

很早以前,人们就发现某些微生物对另外一些微生物的生长繁殖有抑制作用,这种现象被称为"抗生"。随着科学的发展,人们终于揭示出抗生现象的本质,从某些微生物体内找到了具有抗生作用的物质,并把这种物质称为抗生素。

抗生素发现于 1928 年。当时英国科学家弗莱明留意到一种青霉菌落到实验室的玻璃盘上,原先盘上培养的细菌便停止繁殖。他拿多种细菌做过实验,发现青霉菌确有杀死细菌的效力,但没有取得更大的进展。1939 年,世界上首批青霉素问世,第一个采用此药的病人是个警察,他的头部、脸部、肺部受到严重的细菌感染,用青霉素治疗仅仅 5 天,病情就大为好转,康复之快令人惊讶。不幸的是,由于没有足够青霉素继续治疗,一个月后这名警察就死亡了。

第二次世界大战促使青霉素大量生产。因英国欠缺资金,故青霉素在美国生产。1943 年初春,在伯利汉城的美国陆军医院里,医生把少许淡黄色青霉素粉末溶解于生理盐水中,

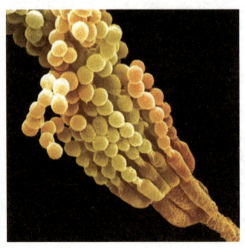
□青霉菌

一滴一滴注入 19 名已经竭尽全力抢救无效、濒临死亡的病人的静脉中，结果奇迹般地治愈了 12 人。于是青霉素被喻为"神药"，轰动了医学界，从此也开创了抗生素医疗应用的新纪元。

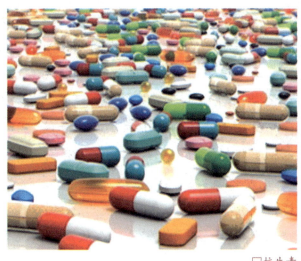

□抗生素

在青霉素的启示下，科学家们又找到了其他和青霉素相类似的物质，比如链霉素、氯霉素等。1943 年，在美国细菌学会的会议上，科学家们提议，把这一类由微生物体内产生出来、能够阻止细菌发育的物质，叫作抗生素。抗生素的出现，给病人带来了福音。由于抗生素可使 95% 以上由细菌感染而引起的疾病得到控制，因此抗生素成为世界上应用最广、发展最快、品种最多的一类药物。

抗生素类不仅只对细菌有抑制和杀灭的作用，而且对一些病毒引起的疾病也有一定的作用。它们还对一些原虫引起的疾病有效，如青霉素用于治疗梅毒。有些抗生素对真菌引起的疾病也有很好的作用，如制霉菌素、灰黄霉素。更值得注意的是，有些抗生素对一些癌症也有较好的治疗作用，例如博来霉素、丝裂霉素、阿霉素等。

抗生素不仅仅用于治疗人类的疾病，也用来治疗动物，如家禽、家畜的疾病。用于动物疾病的治疗药物即兽用药与人用药在药品的质量上有所不同。一些抗生素可以作为家禽、家畜饲料的添加剂，以促进动物的生长，提高饲料的利用率，提高产蛋、产肉率，例如金霉素、土霉素、红霉素、青霉素等。

今天，抗生素种类已达几千种。在临床上常用的亦有几百种。虽然新的抗生素层出不穷，但是抗生素奈何不了的耐药菌也越来越多。越来越多的病毒和细菌向人类发起了严峻的挑战。

传染病的死灰复燃，归根结底是人类的免疫系统出现了故障，而这种故障的罪魁祸首竟然是人类发明出来的用于抵御细菌和病毒袭击的抗生素。正是由于滥用抗生素，一些原本容易治疗的细菌感染性疾病有了新的变化，原本有效的抗菌药物已经不能再有效地控制感染了。

抗生素的使用看似简单而又普遍，实际上是一个后果非常严重、亟须人们重视的问题。正是由于它具有抗菌作用性强、过滥使用副作用大的双重性，所以我们在治疗疾病应用抗生素时一定要掌握抗生素的用法、用量、适应证和禁忌证，避免过滥使用，做到有的放矢。只有慎用抗生素，它才会造福于人类。目前我国已明令从严控制抗生素的使用。

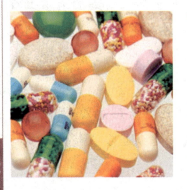

📖 知识链接

抗生素的不良反应

抗生素在用量过大或用药时间过长时，会引起种种不良反应。如，链霉素、卡那霉素可引起眩晕、耳鸣、耳聋，庆大霉素、卡那霉素、多黏菌素、万古霉素、杆菌肽可损害肾脏，红霉素、林可霉素、多西环素可引起厌食、恶心、呕吐、腹痛、腹泻等胃肠道反应，环丙沙星有轻度的胃肠道副作用，氯霉素可引起白细胞减少甚至再生障碍性贫血。

催眠疗法的发展

科普档案　●医疗技术：催眠　●创始者：维也纳内科医生麦斯麦尔　●时间：18世纪

催眠术是通过言语暗示等方式使病人处于睡眠状态，然后进行暗示或精神分析来治病的一种心理治疗方法。患者所具有的可暗示性，以及患者的合作态度及接受治疗的积极性是催眠治疗成功的必要前提。

催眠术一直给人以神秘、魔术般的印象，但是当我们认真研究就会知道，催眠并不是像魔术、占卜那样虚幻的东西，实际上，它有着非常严密、完整的理论，是一门古老而又年轻的科学。

在中国，催眠历史悠久，古代的"祝由术"，宗教中的一些仪式等都含有催眠的成分。古代欧洲，催眠术被神职人员用作传教或布道的工具，也用于为人算命问卜，消灾祛疾。古罗马寺庙中，虔诚的教徒以类似集体催眠的方式祈祷，他们用意念凝视自己的肚脐，在单调重复的诵经声中，疲乏地闭上双眼，呈现出睡眠状态，在主持者或自我的暗示下，可出现看到"神灵的影像"或听到"神灵的声音"等现象，以此获得心灵的宽慰或摆脱忧虑和烦恼。公元2世纪，希腊神庙中一些经过训练的传教士，专为教徒占卜，他们在地上挖一个洞，里面放置升腾淡烟的硫黄，施术的僧侣经过数日禁食，体虚无力地缓缓走到洞窟边，深吸硫黄蒸气，不久呈现神志恍惚的

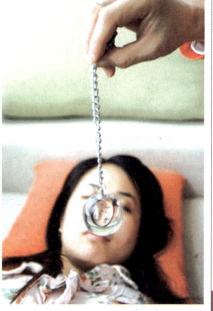

□催眠术

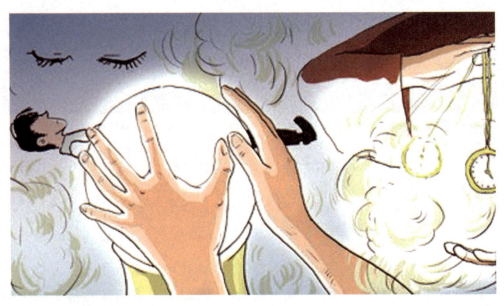

□催眠现象

自我睡眠状态，并以仙人附体之语言，为人占卜，指点迷津。

尽管催眠的原型可以追溯到久远的古代，但是公认的现代催眠治疗创始者是18世纪时的维也纳内科医生麦斯麦尔。他认为，人体中有一种看不到的磁性液体，人的健康依赖于这种"磁液"在体内的平衡，如果这种平衡被破坏，人就会生病，同样这种平衡的修复则会带来康复。起初，麦斯麦尔用磁铁为人治疗，他制造了一种"磁气筒"，在盛满磁铁屑的水桶中央插上一根发亮的铜棒，让病人们坐在周围，每人接上一根通向铜棒的铜线，让磁气通过铜线进入体内；麦斯麦尔则身着黑色的"催眠服"，手持铜棒，低声念着单调重复的治疗性暗示词语。后来，他又认为，健康人的体内充满了健康的"生物磁"，"生物磁"也可以用于调节病人体内失衡的磁液。进而，麦斯麦尔改变了治疗方法，用双手轻轻接触或稍离患者躯体，自头至足，如此反复施行，使病人体内的"磁流"畅通，达到治疗疾病的目的。

据说，麦斯麦尔曾在巴黎用"通磁术"治愈了大量病人，赢得了极高的声誉。然而，他的工作却遭到当时法国科学院的质疑，科学院认为麦斯麦尔的"磁液说"无法证实，因而被宣布为伪科学，他本人也被认为是江湖骗子，从此名声扫地并弃医还乡，最后郁郁而终。

麦斯麦尔的"磁液说"现在仍被认为是错误的，限于当时的条件，他还不可能对自己所从事的治疗提出更合理的解释，但他诱导出的催眠现象和疗效却是真实的。我们现在知道这些疗效来自于暗示，不过，在那时这个概念根本还没有被人们所理解。尽管麦斯麦尔的解释在现代人看来是荒谬的，但正因为他，催眠术这种古老的治疗才吸引了人们的目光。

恍惚状态和催眠的联系是被皮伊塞居尔发现的。皮伊塞居尔是麦斯麦尔的学生，1784年，他在对一位年轻人治疗时，惊奇地发现这个病人竟然"睡着了"，而且这个"睡着的人"却对皮伊塞居尔的语言仍有反应。当皮伊塞居尔命令年轻人站起来时，他竟真得站了起来，并能闭着眼睛走路；虽然他仍在"睡眠"，但又像一个完全的清醒者，动作敏捷并能清楚地回答问题，皮伊塞居尔为此兴奋不已。经过多次试验，他发现很多人都能进入这种清醒的"睡眠"中，在"睡眠状态"下，他对被催眠者发出的命令，会被催眠者执行，醒来却一无所知。皮伊塞居尔发现了催眠现象，但他对这种现象的解释仍局限于麦斯麦尔的"磁液说"。在一个时期内，人们在使用催眠的同时，却又因无法给出合理解释而陷于尴尬之中。

18世纪后期，伴随心理学和生理学的发展，尤其是第一次世界大战后，许多患神经症的战士经催眠治疗得到康复，催眠治疗重新得到重视，催眠的生理学理论开始萌芽。

1841年，英国眼科及内科医生布雷德在观看一位瑞士医师表演催眠术时，以挑剔的眼光企图从中找出骗局，结果却未发现任何破绽。病人被治愈了，布雷德则被奇异的效果所震撼，从此对催眠产生了浓厚的兴趣。经过反复观察与思考，他推翻了麦斯麦尔的"磁液说"，提出了"视神经疲劳说"，他发现被催眠者出现的"似睡非睡"状态总是从视觉疲劳开始，与磁气毫无关系，那是一种类似生理性睡眠样的状态。布雷德出版了一本叫《神经催眠术》的书，在此书中，他正式提出"催眠"一词。布雷德不仅证实了催眠现象的真实存在，还在理论上有所突破，他认为催眠现象是过度注意的结果，催眠状态是一种注意力专注于某个观念时的特定心理状态，即催眠状态是人的视神经疲劳后产生的一种"类睡眠状态"。

作为催眠史上的重要人物，布雷德发展了暗示技术，并且在他的倡导下，对催眠术的解释转向了心理学领域，他还将催眠技术用于外科手术的麻醉，英国医生约翰·伊斯德应用这种"催眠麻醉术"在印度施行手术前麻醉，获得了巨大成功。后来，在苏联生物科学家巴甫洛夫带领一班人多年系统深入的研究下，催眠有了长足的发展，真正成了一门有理有用的应用科学。现在，很多国家有名望的大学、医院都设有催眠研究室，并积极开展着把催眠应用于医学、教学等领域的可行性研究。

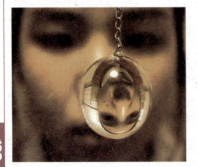

📖**知识链接**

催眠治疗的适用范围

催眠治疗不仅可以用于治疗焦虑、抑郁、人格障碍、心理创伤、进食障碍和身心疾病，还可以用于疼痛治疗、戒烟、减肥和部分皮肤病的治疗。总之，一切由心理因素造成的疾病都有可能在催眠治疗中获益。但催眠治疗并不能包治百病，也不能对所有适应证的病人都有效。个人的心理状态、性格、生活经历，以及对催眠治疗的理解等很多因素决定着最终的疗效。

激光医疗

科普档案 ●医疗技术：激光治病　　●特点：定向发光、亮度高、颜色纯、能量密度大

　　1963年，激光被用于治疗皮肤病，从而拉开了激光医疗的序幕。激光医疗是利用激光单色性好、高亮度、辐射方向性强等特点进行医学诊断和治疗的技术。

　　激光是由受辐射的光放大而产生的光，具有单色性好、亮度高、辐射方向性强等特点。这些特点非常适用于疾病的诊断、监测和高精度定位治疗。1963年，激光被用于治疗皮肤病，从而拉开了激光医疗的序幕。此后，激光在医学领域的应用越来越广，成为一门运用激光新技术去研究、诊断和治疗疾病的新兴的边缘医学科学。

　　在眼球的后壁有一层极薄的组织，叫视网膜，视网膜上有许多血管，如果这些血管破裂，会损坏视网膜，导致眼睛失明。怎么办呢？医生在视网膜上的血管破裂前，用绿色激光将这些血管焊住。人体中的细胞组织既能吸收某些颜色的光，又能阻挡某些颜色的光，视网膜上的细胞组织只吸收绿色的光。当医生们使用绿色激光时，眼球中的其他细胞组织只吸收红光或蓝光，不吸收绿光。因此，绿色激光对它们不会有伤

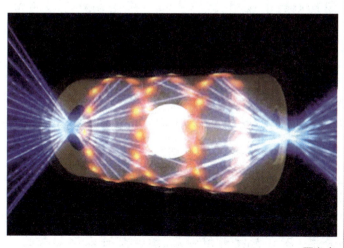

□激光

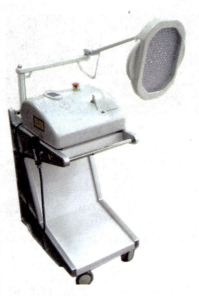

□红蓝光高级激光治疗仪

害,而视网膜细胞组织能吸收绿色激光,这样绿色激光放出大量的热就焊住了视网膜上的血管。

激光产生的高热量,可以使人体组织瞬间化成气体飘散而去。因此,激光可以作为外科医生第二把手术刀。常用的二氧化碳激光刀,刀刃就是激光束聚集起来的焦点,焦点可以小到0.1毫米。这样的光刀所到之处,不管是皮肤、肌肉,还是骨头,都会"迎刃而解"。

激光刀的突出优点是十分轻快,用它来动手术时没有丝毫的机械撞击。用功率为50瓦的激光刀后,切开皮肤的速度为每秒钟10厘米左右,切缝深度约1毫米,和普通手术刀差不多。用激光刀来切开骨头,几乎和切皮肤一样快,这就比普通手术刀优越多了。一般来说,切骨手术要使用锯子和凿子,比如打开一小块头骨就要用1个小时,医生费力,病人受苦。使用激光刀,就可以大大减轻医生的劳动强度,并减轻病人的痛苦。

激光刀的另一个优点是激光对生物组织有热凝固效应,因此它可以封闭切开的小血管,减少出血。医生在激光刀的帮助下,向手术禁区发动进攻,攻克了一个个顽固的堡垒。比如血管瘤,一动刀就会出血,往往危及生命,是碰不得的地方,医术再高明的医生也爱莫能助。自从有了防止出血的激光手术刀,医生就大胆地闯入了这块禁地。用激光刀为病人治疗口腔血管瘤,手术成功率高达98%。医务工作者还用激光刀成功地对血管十分丰富的肝脏禁区进行了手术。

现在,凡是用手术刀做的手术,都能用激光刀来做。医生可以根据手术的要求选择一种更合适的方法。相反,激光刀可以做一般手术刀无法做的手术。有了光导纤维以后,激光就可以钻到人的肚子里为人治病,这是手术刀甘拜下风的地方。医生把它和胃镜配合起来，送到病人胃里，如发现胃溃疡出血，只要一开激光，立即能使出血点凝固止血，不用开膛破肚，就可以治好病。除了治疗胃溃疡外，激光还可以进入食道、气管、腹腔，做多种手术。1982年，美国加州大学的一位科学家宣布了使用激光的一种新技术：用激光来清除堵塞动脉的胆固醇脂肪沉淀物。激光是通过极细的光学纤维进入血管的。

激光在医疗上的应用方兴未艾。激光为外科医生提供了一套史无前例的精确的光学医疗器具。现在，激光手术在不少科目上已成为临床医生学习操作的标准程序。

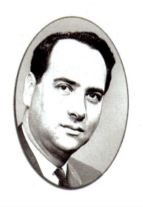

📖 **知识链接**

激 光

1960年5月15日，美国年轻的物理学家梅曼将一根人造红宝石棒放进实验装置里，突然，一束深红色的亮光从装置中射出，它的亮度是太阳表面的4倍！这是一种科学家渴望多年而自然界中并不存在的光——激光。激光与原子能、半导体、计算机一起，被称为20世纪最重大的4项科学成果之一。

光学疗法的发展

科普档案 ●医疗技术：光疗　　　●创始人：丹麦医学家芬森　　　●创始时间：1903 年

光疗是利用人之工光源或自然光源防治疾病的方法。20 世纪 50 年代开始，光动力疗法被全面引入了各种浅表性肿瘤的早期诊断及治疗中。在激光器发明之后，由于使用了高能的激光束代替可见光，光动力疗法所适用的范围被大大地扩展。

光疗是利用人工光源或自然光源防治疾病的方法，这一技术是由丹麦医学家芬森发明的，他也由此获得了 1903 年诺贝尔生理学或医学奖。芬森使用的光学疗法起效的主要机理是利用红外线的热效应或者紫外线的光化学效应，对被照射的细胞产生杀伤作用，从而达到杀灭病原细胞的目的。

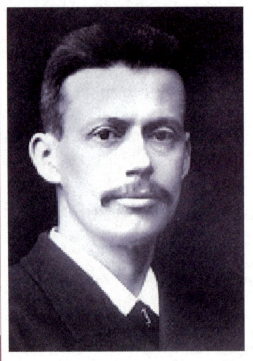

但是这样随之而来的弊病就是"胡子眉毛一把抓"，虽然杀灭了有害细胞，但同时健康的组织细胞也受到了损伤。芬森的光疗方法被发现伴有较严重的副作用之后，就一度退出了历史舞台，甚至接近了被人们遗忘的境地。但经过百年的沉沉浮浮之后，光疗终于在新世纪之交迎来了自己的第二个春天，绽放出它强有力的生命力。

20 世纪初期，以青霉素的发现为标志，人类进入了空前依赖药物

□丹麦医学家芬森

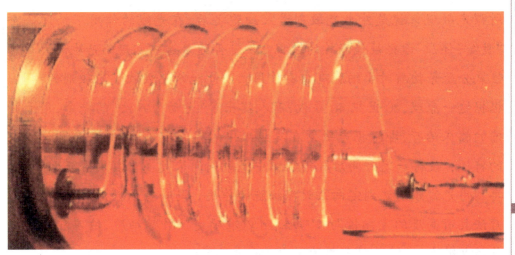

□世界上第一台红宝石激光器

治疗的医学新时代。昔日的不治之症在药物疗法面前都不堪一击,溃不成军。虽然药物的种类越来越多,但是人们惊恐地发现,疾病也在药物的不断更新中逐渐升级。于是人们开始反思半个多世纪以来对于药物过于依赖的治疗方式是否有弊病,重新着眼于被遗忘已久的光学疗法。

首先在光学疗法中脱颖而出的是利用激光的医疗手段。1960年夏,美国科学家梅曼制成了世界上第一台红宝石激光器,从此,一种完全新颖的光源诞生了。激光是一种自然界不存在的纯粹的人造光,它的光、电、磁、热、机械压强和生物刺激等多种效应,使得许多疾病的繁难治疗过程变得简单而疗效显著,为疾病的诊断和治疗开创了一个全新的领域。由于它具有的高度指向性以及精密性,在1961年,即激光器发明后仅一年,泽瑞特等人就公布了激光应用于眼科的第一个医学实验研究报告。随后,激光的临床应用进入了一个快速发展期,1963年戈德曼等人用激光有效地治疗了皮肤病。1966年人们利用高能激光聚焦而成的激光刀切开了皮肤,后来又做了声带切除、开胸手术,并把激光手术推广开来。例如,用激光刀做整容、矫形、除斑祛痣、治疗龋齿、脂肪切除、人工流产、切除肿瘤、治疗痔疮和急性耳聋等。

使光学疗法"重现江湖"的另一件大事是人们对"光过敏现象"的研究。

所谓光敏现象就是外来光敏剂进入细胞之后，在光线的作用下经过一个"激发—还原"途径被代谢掉的过程。但是伴随着这一反应而产生的大量活性氧分子等物质对于细胞有毒害作用，因此能杀灭吸收了光敏剂的细胞。根据这一原理，20 世纪 40 年代，有人提出了"光动力疗法"的概念，用于肿瘤的临床治疗，即根据光敏剂在各组织中的半衰期不同，并有亲肿瘤组织的特性，使得一定时间后肿瘤组织中光敏剂的浓度高于其周围正常组织，再利用光线照射达到定向杀灭癌细胞的作用。与芬森的疗法相比，光动力疗法具有高度的定向性与精确性，可以准确定位肿瘤细胞，所以相应的副作用也很小，能够适用于各种不宜于手术治疗的病人。

从 20 世纪 50 年代开始，光动力疗法就被全面引入了各种浅表性肿瘤的早期诊断及治疗中。在激光器发明之后，由于使用了高能的激光束代替可见光，光动力疗法所适用的范围被大大地扩展。光动力疗法刚一提出就受到了医学界的瞩目，现在它已经被视为一次崭新的医疗革命技术了。

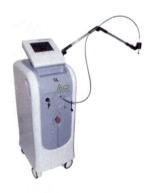

📖 知识链接

光动力疗法

1997 年，光动力疗法被美国列为肿瘤治疗的五类基本方法(手术、放射、化学药物、光动力、生化免疫治疗)之一，真正走向了临床。展望未来，如果能够找到更多更好的特异性光敏剂，光动力疗法的使用范围还将大大地扩展，甚至有可能成为艾滋病的治疗方案之一。它在医疗方面的潜力将在各种先进技术的支持下得到更大的挖掘。

医药学科猜想

□举世瞩目的医学成就

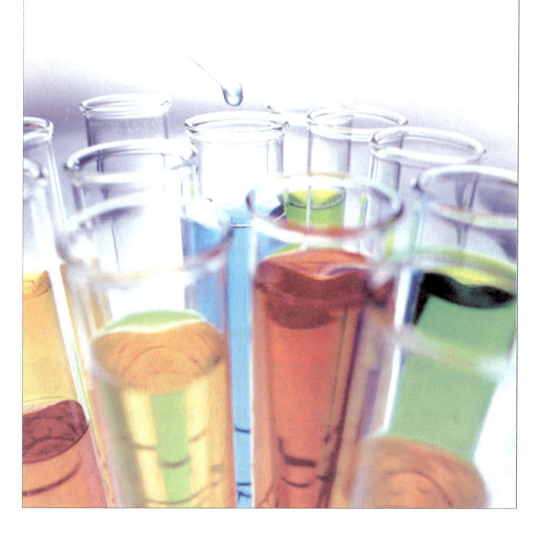

第 3 章

美妙音乐也治病

科普档案 ●**学科名称:**音乐医疗学 ●**定义:**音乐治疗学是一门集心理学、医学、音乐学为一体的综合性学科

音乐虽然只有7个音符,但是不仅可以奏出动人的乐章,还有良好的医疗作用,现代医学与音乐之间因此派生出一门新的边缘学科——音乐医疗学。

音乐虽然只有7个音符,但是可以奏出动人的乐章,产生奇妙的效应。临床医生们发现,让高血压病人听抒情的小提琴乐曲,能使血压降低10~20毫米汞柱;产妇在分娩时如果欣赏优美悦耳的音乐,可以分散注意力,减少疼痛。由于音乐有良好的医疗作用,现代医学与音乐之间又派生出了一门新的边缘学科——音乐医疗学。

自古以来,人类就把音乐当成一种自然药物加以利用,认为它能祛邪降福。古埃及有"音乐为人类灵魂妙药"的记载,古希腊罗马的历史著作也曾有过许多相关记述。我国古代也有"以戏代药"的说法,强调了音乐、戏曲不仅能像药物那样治病,而且还能医治精神创伤。19世纪"音乐疗法"的理论得到了进一步的发展,法国领先报道了用音乐疗法成功地治疗精神病患者的消息,于是有关音乐对人体的生理和心理影响的研究逐渐增多。在欧美,现代音乐疗法是以第二次世界大战为契机而迅速发展起来的。由于战争给人类带来的牺牲及心理威慑,造成许多士兵的战争应激性疾病,对这些患者广泛地使用音乐疗法,取得了良好的治疗效果。1950年在国际上成立了"国际音乐疗法协会",至此,音乐疗法发展为一种专门疗法。

以前的音乐疗法只是根据医生的灵感和经验偶尔使用,没有对某类患者有针对性地选择某种音乐进行治疗的客观标准。比如,法国著名影星德帕迪约年轻时只身闯巴黎,但他的发展面临一个严重困难:重度口吃。医生

建议他每天倾听莫扎特的音乐至少两个小时，两个月后他的口吃治愈了。医生正确判断出了未来影星需要什么音乐进行治疗，但他只是凭借个人灵感挑选出了最合适的音乐。现在一切都发生了变化，现代化技术，特别是计算机技术的出现，帮助音乐疗法逐渐成为一种有效的新疗法。

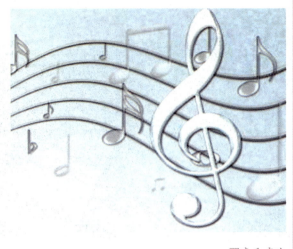

□音乐疗法

　　人类对于声音的感受源于振动。一般情况下，音乐是通过增幅器放大信号后从扬声器发出，再经过空气振动而达到人的耳膜的。人类通过身体可以感受到的音乐振动称之为"音乐体感振动"，其最大范围为16~20000赫兹。研究发现，16~150赫兹的低频部分正好与血管的振动频率相吻合。如果将乐曲中这一部分电信号分拣出来，另外经过增幅器放大，通过换能器转换成物理振动，作用于人体传导感知，能给人以心理和生理带来愉悦的快感和陶醉感，迅速地使人达到最佳的精神放松效果。通过这个原理，医学家们就可以对病人进行体感振动音乐治疗。

　　体感振动音乐治疗是由体感音乐、治疗方案和体感音响设备三方面组成。体感音乐是一类特殊制作的、富含低频、以正弦波为主的治疗性乐曲。治疗目的不同，体感音乐乐曲也有所差别。治疗方案是在临床研究的基础上确定的。内容包括治疗对象身心状态评估、体感音乐的选择和确定音量、振动强度和治疗时间及疗程等。体感音响设备的主要组成为床、床垫、操作台、椅和沙发等。其效用是使人在聆听音乐的同时身体也能感受到音乐声波振动。

　　在日本，体感振动音响床垫用于常年卧床不起患者或老年人防治褥疮的临床观察，20多年来，至今无1例褥疮发生。这是因为，伴随着音乐旋律的起伏，体感振动音乐床垫产生致密的数百微米的振动幅度，不但促进了

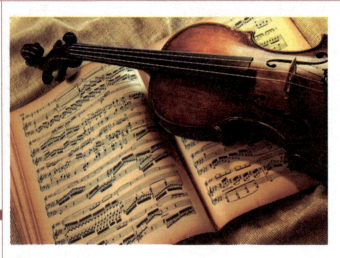

□音乐还可止痛

人体全身的微循环,更有效地将与床垫接触的人体皮肤部分的血液活化。同时这数百微米的物理振动幅度还使人体与床垫之间形成微量的、频繁的空气交换空间。这样一来,内在的原因是体感振动音响使人体血液流动顺畅了,增强了免疫力;外在的原因是人体与床垫之间形成的空气交换使得细菌无法繁殖,所以有效地防止了褥疮的发生。

现在音乐疗法还是一门较新的医学专业,用其治疗重病是音乐医师们的事业。健康人平常也可根据不同情况,挑选相应的音乐作品,及时放松心情,调整精神状态。

忧郁的病人宜听"忧郁感"的音乐,不管是"悲痛"的"圆舞曲"还是其他有忧郁成分的乐曲,都是具有美感的。当病人的心灵接受了这些乐曲的美感的沐浴之后,会很自然地慢慢消除心中的忧郁。这是最科学,也是最易见效的方法。

性情急躁的病人宜听节奏慢、让人思考的乐曲,这可以调整心绪,克服急躁情绪,如听一些古典交响乐曲中的慢板部分为好。

悲观、消极的病人宜多听宏伟、粗犷和令人振奋的音乐,这些乐曲对缺乏自信的病人是有帮助的。乐曲中充满坚定,无坚不摧的力量,会随着激昂的旋律而洒向听者"软弱"的灵魂。久而久之,会使病人树立起信心,振奋起精神,认真地考虑和对待自己的人生道路。

记忆力衰退的病人最好常听熟悉的音乐,熟悉的音乐往往是与过去难忘的生活片段紧密缠绕在一起的。想起难忘的生活,就会情不自禁地哼起那些歌和音乐;哼起那些歌和音乐,也同样会回忆起难忘的生活。记忆力衰退的病人常听熟悉的音乐,确有恢复记忆的效用。

原发性高血压的病人最适宜听抒情音乐。有人做过实验,听一首抒情味很浓的小提琴协奏曲后,血压即可略微下降。原发性高血压的病人需要的是平静,最忌讳的是那些有可能使他们听后激动的节奏感太强的音乐。

产妇宜多听带有诗情画意、轻松幽雅和抒情性强的古典音乐和轻音乐,这样的乐曲可帮助产妇消除紧张情绪而心情松弛、充满信心、减少疼痛感,有利于生产。绝对不宜听那些节奏感强烈、音色单调的音乐,例如迪斯科。

音乐疗法的独特之处在于它能在很大程度上调整患者的身心,在治疗身体的同时治疗心灵。另外,音乐还可止痛并且没有任何副作用,现在世界各国的音乐疗法正在不断发展,音乐医疗康复正越来越受到人们的重视。

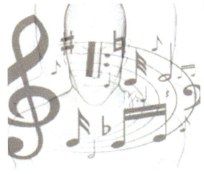

📖 **知识链接**

音乐疗法的种类

音乐疗法一般分主动式治疗与被动式治疗两种。主动式治疗是让患者通过从事音乐活动来调节情绪,逐步建立适应外界环境的能力。被动式治疗主要是让患者依靠听觉器官去倾听音乐。在欣赏音乐的过程中,通过音乐的旋律、节奏、音响、音色等去领悟音乐的各种心理效应,以使患者在心理上达到自我调整作用。

治愈癌症不是梦

科普档案　●**学科猜想**：治愈癌症　●**方法**：抗癌新药塔克索尔，使用卟啉光敏药，彩色激光疗法等

现在治疗癌症的基本方法有 3 种：手术治疗、放射治疗和化学治疗。但它们的共同缺陷是在攻击癌细胞的同时损伤了健康细胞。随着癌症成因之谜逐渐明朗，新一代的治癌方法将更具针对性、选择性。

　　癌症至今仍是令人谈之色变的疾病。据粗略统计，目前世界上每年出现约 600 万名癌症患者，而死于癌症者约 440 万人，几乎占全世界每年死亡总人数的 1/10。面对如此吞噬生灵的恶魔，亿万双焦灼的眼睛企盼着医学科学有新的作为。20 世纪下半叶开始，科学家们频频出击，数度叩响了癌症突破之门。

　　现在，治癌的基本方法有 3 种：手术治疗、放射治疗和化学治疗。综合运用这些方法治愈了不少患者。例如，儿童期白血病患者只要发现得早，一般可以治愈。但对许多成年人肿瘤则疗效不明显，治疗只能延迟死亡。上述治疗方法的一个共同缺陷是：在攻击癌细胞的同时损伤了健康细胞。随着癌症成因之谜的逐渐明朗，拟议中的新一代治癌方法将更具针对性、选择性，以期达到根治癌症的目的。

　　科学家认为，最有希望的抗癌新药之一是塔克索尔，它是从太平洋紫杉树的树皮中提取出来的，能够使肿瘤缩小而不是杀死它。美国食品和药物管理局已经批准使用其治疗卵巢癌、肺癌和乳腺癌。英国科学家正在从英国紫杉树的树叶中提取类似的成分。

　　一种完全不同的癌症治疗方法是用卟啉光敏药。这种药经过一定波长的光照射后变得很不稳定，产生一种反应氧杀死癌组织。把卟啉光敏药注射到身体内，随血液流动到癌细胞，再用一定波长的激光照射治疗。这种方

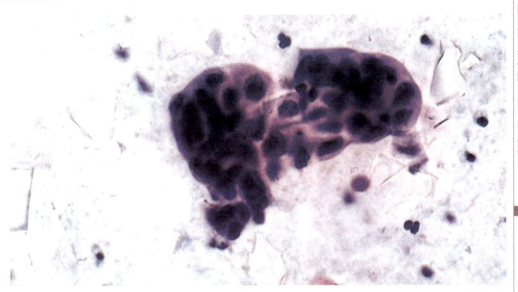

□癌细胞

法对治疗用常规手术难以治疗的癌症以及某些白血病特别有用。但这一药物对癌细胞的选择性不太好,也会杀伤身体的健康组织。

1995 年年初,德国医学界传来好消息,波恩大学附属医院用彩色激光对 32 名晚期乳腺癌或卵巢癌患者进行治疗后,两名病人的肿瘤完全萎缩,60%的病人情况有好转,15%的病人的肿瘤至少不再生长。这种大有希望的疗法又被称作光动力学激光疗法,这种疗法适于治疗接近皮层的肿瘤,如乳腺癌或皮肤癌,它的主要好处是不伤害健康组织,对症下药。彩色激光疗法需要向血管系统注射一种特殊色素,这种色素往往与抗体的组成部分结合,它们会自动地寻找通向癌细胞的道路。

现在科学家越来越转向人体本身去寻找更有效的抗癌药物。人体激素已经用于治疗乳腺癌和前列腺癌。许多西方国家广泛使用天然雌激素抑制剂——托莫克索芬来代替化学疗法,去制止绝经妇女的乳腺癌扩散。这种激素制品没有常规化疗的副作用。此外,科学家一直在研究被誉为"魔弹"的单克隆抗体。它的优点是,能非常准确地找到癌细胞而不攻击健康细胞。往往用它作为诊断和治疗药物的载体。但是有些单克隆抗体分子太大,不能钻进癌细胞,或者进入肿瘤不够深;有些会被身体的免疫系统当作外来物加以排斥。身患癌症,可以说是人生之旅陷入了进退维谷的险境。体内的癌细胞不择手段地把附近的一些血管"诱拐"过来,环绕着它。这么一来,原来极小的肿块得以摄取足够的养分,从而变成真正的肿瘤,有时癌细胞还会借着那些相邻的血管,扩散到全身各个部位。

多年以来,医学家曾想尽办法切断那些至关重要的输送管道,以使肿瘤"饿死"。美国加州斯克利普斯研究机构的科学家已在动物身上发现触发肿瘤内几乎所有血管生长的单一的生化开关,操纵这一开关,能使那些血管萎缩,甚至消失。这种疗法与诸多传统疗法不同,它不出现伤害正常细胞的情况。科学家发现,他们所研制出的这些阻遏剂,只需一次单一的注射就会产生效果。目前已有几家医院计划在人身上试验这种抗癌的蛋白质。因为对这些阻遏剂是否也会阻止其他伤口愈合期间的新血管生长尚有争议。专家们认为,在抗癌斗争中,既切断肿瘤的供血,同时又以传统的武器向肿瘤进攻,这可能不失为一种强有力的癌症治疗新手段。

人的生命是最宝贵的,生命科学之花必将在医学领域开放,人类总有一天会攻克癌症。

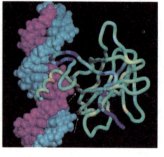

📖 **知识链接**

癌基因

癌症之所以长期以来难以医治,最主要的原因是对它的生成机理不甚了解,因而难以对症下药。20世纪70年代科学家发现了一种所谓的"癌基因",这一发现及对其机理的探讨极大地推动了癌症研究的进展。"癌基因"理论研究有望让科学家们遏制癌细胞的生长。

人工冬眠

科普档案 ●**学科猜想：**人工冬眠　●**定义：**人工冬眠是以药物和物理降温相结合的一种降温方法

　　银河系中的许多星球离我们十分遥远，用有限的生命去探索其他星球的奥秘毫无希望，而有关冬眠激素的实验一旦获得成功，就使人进行长距离的宇航成为可能。

　　在自然界里，许多动物一到冬季都要进入冬眠，如青蛙、蝙蝠、蛇、熊等。寒冬一到，它们就会躲在洞中不吃不喝、呼呼大睡，直到第二年春回大地时才从休眠状态中醒过来。冬眠是动物对低温环境的一种适应方式。在冬眠期间，动物体温随着气温的下降而下降，机体的新陈代谢减弱到最低限度，它们仅靠越冬前体内储存的一点能量就能安然度过寒冷的冬季。为什么每年到一定的时候，动物就会进入冬眠呢？2006年，日本科学家揭开了这个秘密。原来，在这些动物的血液里存在着一种能够诱发动物冬眠的物质——冬眠激素。

　　在盛夏，如果把冬眠激素针剂注入黄鼠和蝙蝠身上，这些动物就会有规律地长时间沉睡。后来又在不冬眠的猴子身上做试验，发现猴子竟然也出现了典型的冬眠状态，脉搏跳动减少50％，体温也降低了。当冬眠激素的作用

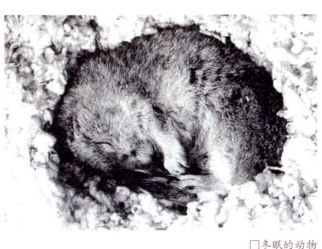

□ 冬眠的动物

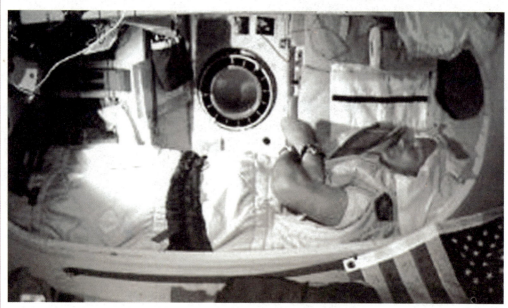

□人工冬眠

减弱后,猴子又逐渐恢复了正常。

有关冬眠激素的实验,引起了科学界的关注。研究人员认为,一旦相关实验获得成功,那么这种冬眠技术的使用前景将非常广阔。大家知道,银河系中的许多星球离我们十分遥远,用有限的生命去探索其他星球的奥秘,的确毫无希望。由于冬眠激素的发现,就使人进行长距离的宇航成为可能。

欧洲宇航局的科学家正试图发明一种技术,让航天员能在"冬眠"状态下在宇宙中飞行。据估算,如果6名航天员在太空中飞行两年,那么飞船上至少要装30吨食品。而且长时间的飞行会使航天员产生很大的心理压力,使他们的肌肉功能减弱。而"冬眠"技术研究成功后,就会在一定程度上解决这些问题,航天员可以在宇宙飞行中减少进食,减轻飞船的重量,减少燃料,节约发射经费。同时,科学家认为,冬眠有可能减轻航天员生理和心理的压力。欧洲宇航局的科学家们希望为2033年的火星载人飞行设计一种冬眠系统,他们想在航天员的卧室中安装"睡眠舱",让他们在睡梦中度过孤独的旅程。科学家目前主攻的一个方案是使用一种叫"戴德勒"的合成药物。试验表明,在夏天给松鼠注射"戴德勒"后,它们就会进入冬眠状态。

在非冬眠类动物身上同样能产生效果。这种物质能使细胞分裂的速度放慢，降低细胞生理活动的强度。这意味着，它也可能使人体细胞进入休眠状态。科学家同时还在研究另外一些合成药剂，使航天员在"冬眠"时保持身心健康。

冬眠激素也可以用来治疗人类的某些疾病。动物在冬眠期间，消耗的只是体内蓄积的脂肪，而丝毫不消耗肌肉组织。如果肥胖症患者注射了冬眠激素，只要在被窝里睡一个时期，就可以达到治疗的目的了。

冬眠激素还可以用来降低手术病人的体温，既有利于治疗，又对机体毫无影响，因为病人在冬眠状态中新陈代谢很慢。另外，冬眠技术对那些患不治之症的人们也是福音，他们可选择用冬眠来控制病情。

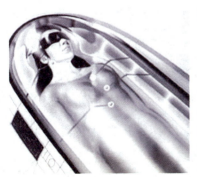

📕 知识链接

冷冻与冬眠的区别

冷冻和冬眠不同。冷冻是将活的生物体用特殊方法冷却至低温后长期保存。待需要时，再加热至正常温度。这样容易使生物体在降温和加热过程中遭受损伤而死亡。而动物冬眠时，只是减慢了新陈代谢的速度，机体仍在活动，到一定时候会自然醒来。所以，人工冬眠对机体本身几乎没有损害，比冷冻安全得多。

未来的疫苗

　　科学家将先进的植物生物学技术与现代医学研究的新进展结合起来,以开拓植物造福于人类的新局面。于是,可食用疫苗的概念应运而生,这一全新的概念意味着预防接种再也无须打针吃药了。

　　从人类控制和消灭了一个又一个传染病的历程来看,疫苗是重要的武器。疫苗应用已有 200 年的历史了,但在第二次世界大战后人用疫苗才迅速发展,20 世纪最后 10 年被称为"疫苗 10 年"。特别是近年来免疫学的进展促进了疫苗研制与开发。大量的新型疫苗正不断用于临床。用最先进的技术不仅可开发新型疫苗,还可用于改进现有疫苗。

　　疫苗的发展,经历了死疫苗、减毒活疫苗、化学合成疫苗和基因疫苗 4 个阶段。前三种都有不足之处,如制造方法复杂,注射后容易出现反应。基因疫苗则是 20 世纪 90 年代随着基因免疫技术的发展而出现的新疫苗,比普通的疫苗有着无可比拟的优点,被称为免疫史上的一次革命。有的专家认为像癌症、艾滋病,采用基因免疫和基因疫苗有可能被攻克。

　　还有,目前新生儿出生后几年内需接种近 10 种疫苗,如果有打一针可以预防多种传染病的联合疫苗,一定备受家长欢

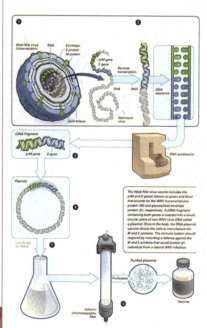
□未来的基因疫苗

迎。因为目前已经有百白破混合制剂，打一针可同时预防百日咳、白喉、破伤风3种病。不久将有集甲肝、脊髓灰质炎、风疹、麻疹、霍乱、狂犬病、乙肝7种疫苗为一体的联合疫苗问世，打一针可预防7种病，既经济又方便。无疑，将来还会有更多更好的联合疫苗问世。

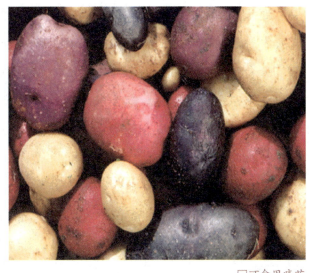

□可食用疫苗

近年来，将外源基因转移到植物细胞中，并由此产生一种经过基因改良的新植物的技术已经形成。科学家正在将先进的植物生物学技术与现代医学研究的新进展结合起来，以开拓植物造福于人类的新局面。于是，一个崭新的关于疫苗生产和应用的概念应运而生，这就是可食用疫苗。

可食用疫苗是指疫苗不再是工业生产过程的产物，而是植物性食物的一部分。传统的可食性植物，如番茄、香蕉、苹果、马铃薯、生菜等，在被进行了转基因之后，将所希望的疫苗成分基因转移到植物果实或叶子中，当人们在吃这些植物性食物的同时，即完成了一次预防接种。这一全新的概念意味着预防接种再也无须打针吃药了。

近年，美国得克萨斯州的科学家利用基因工程培育出了一种转基因马铃薯，他们把大肠杆菌的抗原基因在马铃薯细胞内得到繁殖，使马铃薯产生了大肠杆菌的抗原，然后让老鼠生食这种马铃薯，老鼠体内竟也产生了相应的抗体。他们还在研究使马铃薯细胞携带小儿腹泻抗原和乙型肝炎抗原，只要吃这种马铃薯便可以预防小儿腹泻和乙型肝炎。由于马铃薯一经烧煮，免疫效果大打折扣，所以科学家便看中了香蕉。据称一只香蕉上可以培育出多种疫苗，而且香蕉食用方便，将来很可能使它成为既是水果，又是预防疾病的良药。

目前,我国可食用植物疫苗的研究才刚起步,虽然概念已形成,小规模范围内对其可行性也进行了证实,然而距商业化生产的目标仍然有一段路程。可食用植物疫苗目前主要存在 4 个方面的问题:一是不知能否引起足够的免疫应答;二是不知能否在基因转移可食用植物中持续地表达出足够量的抗原体,以便使用合理数量的植物提供对疾病安全有效的免疫;三是如何防止疫苗在胃肠道的降解问题;四是无须接种的人吃了含有疫苗的食物后或食用过量后,是否安全。

尽管可食用植物疫苗在研发过程中有着重重困难,但前景仍是光明的,其最大的潜力是能在全球范围内,使全人类和动物通过日常饮食而受益。

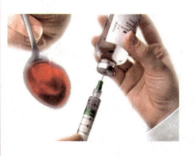

📕知识链接

疫 苗

疫苗是能将病原微生物及其代谢产物,经过人工减毒、灭活或利用基因工程等方法制成的用于预防传染病的自动免疫制剂。目前疫苗不仅用于感染性疾病的预防,还作为新的治疗方法用于各种疾病,如乙肝、肿瘤、艾滋病、阿尔茨海默病、疱疹、多发性硬化症等。

基因治疗

科普档案 ●学科猜想:基因治疗 ●优势:针对性强,无副作用,对正常细胞无损伤等

人类的一些疾病主要是由遗传缺陷引起的, 对于这类遗传性疾病, 药物至多只能缓解病情, 而不能根治, 如果想要根治这些遗传疾病, 就要通过基因治疗。

我们知道,人类的疾病虽然或多或少都与遗传因素有关,但有些主要是由环境引起的,像感冒、各种炎症,这些疾病都是可以用药物根治的。而另一些病则主要是由遗传缺陷引起的,如色盲、血友病等。对于这类遗传性疾病,药物至多只能缓解病情,而不能根治;因为普通药物不可能修复遗传缺陷,只能起补偿作用,而补偿是不可能永久的。那么遗传疾病能否根治呢? 答案是肯定的,那就是通过基因治疗。

生物体的一切生命活动,从出生成长、出现疾病、衰老直至死亡都与基因有关,基因调控着细胞的各种功能——生长、分化、老化、死亡。现代医学研究证明,几乎所有的疾病都和基因有关系。目前已发现,人类与疾病相关的基因有 5000 多个。基因治疗就是通过基因工程技术,用基因去改变病人的遗传物质,以达到防病和治病的目的。

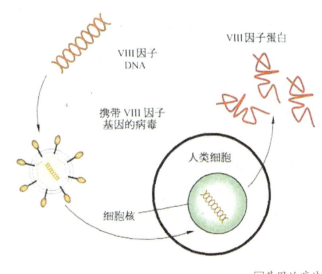

VIII因子
DNA

VIII因子蛋白

携带 VIII 因子
基因的病毒

人类细胞

细胞核

□基因治疗法

147

基因治疗和普通药物治疗有何不同,为什么要采用基因治疗呢? 我们还是从一个小故事讲起:从前有个人穷困潦倒,以乞讨为生。一次他遇到一家慷慨的人家,给了他一袋米,于是他舒舒服服地过了一阵子。后来有一天米吃完了,他只得又开始乞讨。这次他的运气没那么好了,只讨到了几粒谷子。就在他发愁的时候,来了一位老者教会他耕种的方法。后来他靠着辛勤的耕耘过上了丰衣足食的生活。普通药物就好比是那袋米,即使再多,也有耗尽的时候,而基因治疗时导入的基因则是生生不息的种子,它能源源不断地在体内产生病人缺乏的物质,使病人最终摆脱对药物的依赖。所以说常规疗法是治标,而基因疗法是治本。

世界上第一例成功的基因治疗病例发生在 1990 年。一名 4 岁儿童患有一种极具破坏性的遗传性疾病——腺苷脱氨酶缺乏症,导致免疫系统严重缺陷。这种疾病是由有缺陷的基因造成的。美国科学家运用基因疗法,从患儿身上提取 T 淋巴细胞,把校正后的腺苷脱氨酶基因植入细胞中,然后注入这个儿童的血液中。经过 18 个月的治疗,儿童免疫力大大提高,在水痘流传时他却安然无恙。此后,随着分子生物学及医学遗传学的发展,基因治疗的内容也在不断地拓展。目前基因治疗的对象不只局限在遗传病,还可以是任何疾病,包括各种肿瘤、病毒性疾病、心血管疾病等。

基因治疗虽然已初显威力,但仍面临一些严峻的问题。基因治疗的实质就是对人进行转基因操作,目前全世界共同约定基因治疗的对象仅限于体细胞,在获得任何确凿的证据之前,绝不允许对人类的生殖细胞进行转基因操作,因为人是绝不能用来做试验的,一旦发生任何一点出乎预料的事故,必将引发伦理道德方面的轩然大波。这就随之产生了一个问题,接受基因治疗的病人所获得的补偿能力只是一种后天获得的性状,不能传给后代,因为他的生殖细胞仍是有缺陷的,这就意味着他的后代可能仍需接受基因治疗,而不像转基因动植物,只要获得稳定的转基因个体,就可代代相传,一劳永逸,所以从长远角度来看目前的基因治疗仍是治标不治本。部分自然进化论者坚决反对基因治疗,不过更多的科学家则认为,人类社会的特殊性决定了它不可能完全受制于自然选择力,而更重要的是基因治疗的实践加深了人类对自身的了解。也许有一天人类完全可以控制并预防遗传病的发生,再也不需要基因治疗了,但也不能忘记基因治疗对此做出的贡献,可以说治疗正是为了不需要治疗。

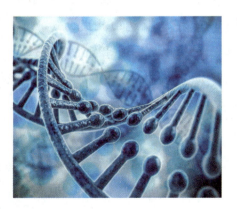

📖知识链接

基因治疗的潜在优势

基因治疗对治疗人类多种疾病有潜在的优势,副作用小。目前科学家已发现几组与老化及疾病相关的基因,如 SOD 基因能产生抗氧化物的 SOD,有效消除自由基,防止衰老和疾病的发生;HDL 基因能产生大量高密度脂蛋白,避免血管粥样硬化;DAF 基因可缓慢代谢,延年益寿。另外,科学家已发现基因疗法可以通过多种机制达到抗肿瘤的效果。

干细胞技术

科普档案 ●学课猜想：干细胞技术　　●功用：能再造一种全新的、正常的甚至更年轻的细胞、组织或器官

干细胞技术是指通过对干细胞进行分离、体外培养、定向诱导、基因修饰等过程，在体外繁育出全新的、正常的甚至更年轻的细胞、组织或器官，并通过细胞组织或器官的移植治疗疾病。

人体细胞的种类繁多，发挥着不同功能，保证了人体的正常生命活动。在细胞的分化过程中，细胞往往由于高度分化而完全失去了再分裂的能力，最终衰老死亡。机体在发展过程中为了弥补这一不足，保留了一部分未分化的原始细胞，这些原始细胞就是"干细胞"。

干细胞具有自我复制和分化的多向性特点，很多组织来源的干细胞都可以发育成各种各样的组织细胞。比如，从大脑里拿到的神经干细胞经过诱导可以发育成血液等其他组织，骨髓里的干细胞同样可以发育成心肌细胞、神经细胞、肝脏细胞、胰岛等，医学界称之为"万用细胞"。

人类干细胞最早是从骨髓中发现的。20世纪50年代，美国华盛顿大学的医学家多纳尔·托马斯发现骨髓中具有一些能分化为血细胞的"母细胞"，他把它们称作"干细胞"。1956年，托马斯完成了世界上第一例骨髓移植手术，这也是世界上第一例干细胞移植手术。托马斯也由此成为造血干细胞移植术的奠基人。经过将近10年的潜心研究，托马斯于1967年发表了一篇重要的关于干细胞研究的论文。这篇论文详细地阐述了骨髓中干细胞的造血原理、骨髓移植过程、干细胞对造血功能障碍患者的作用。这篇论文为白血病、再生障碍性贫血、地中海贫血等遗传性疾病和免疫系统疾病的治疗展示了广阔的前景。此后，干细胞研究引起各国生物学家和医学家的重视，干细胞移植迅速在世界各国开展。托马斯也因此获得了1990年诺

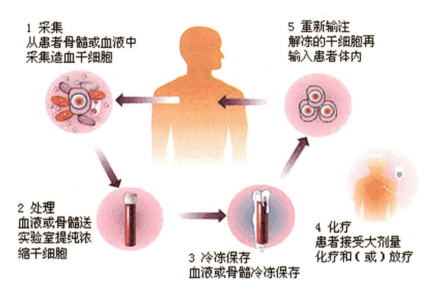

1 采集
从患者骨髓或血液中
采集造血干细胞

5 重新输注
解冻的干细胞再
输入患者体内

2 处理
血液或骨髓送
实验室提纯浓
缩干细胞

3 冷冻保存
血液或骨髓冷冻保存

4 化疗
患者接受大剂量
化疗和（或）放疗

□造血干细胞移植过程

贝尔生理学或医学奖。

20世纪60年代，研究人员还在脾脏中发现了造血干细胞。此后，研究发现在体内一些经常更新的组织，如血液、皮肤和肠道黏膜上皮中也存在着干细胞。它们能不断地提供分化细胞用以补充组织中衰老死亡或受损的细胞。以血液系统为例，一个体重70千克的人，每天需要更新至少100亿个血细胞。这种消耗量就依赖造血干细胞分化产生的细胞来补充。1988年，人类胚胎干细胞的分离首次获得成功，引发了世界范围内新一轮的干细胞研究热潮。

目前，世界各国科学家正在致力于干细胞技术的研究。作为再生医学的重要组成部分，干细胞技术最显著的作用就是能再造一种全新的、正常的甚至更年轻的细胞、组织或器官。由此人们可以用自身或他人的干细胞和干细胞衍生组织、器官替代病变或衰老的组织、器官，并可以广泛涉及用于治疗传统医学方法难以医治的多种顽症，诸如白血病、早老性痴呆、帕金森氏病、糖尿病、中风和脊柱损伤等一系列目前尚不能治愈的疾病。从理论上说，应用干细胞技术能治疗各种疾病，且其较很多的传统治疗方法具有无可比拟的优点。

干细胞技术的迅猛发展，给人类健康带来了巨大的福音。但现在干细胞治疗仍受限于安全性及其治疗效果，还没有普遍应用。若要利用干细胞进行研究与产品开发，仍需要熟悉细胞培养，了解细胞分化机制，这有赖于广泛的科学研究来提供相关理论。目前，越来越多的研究确认，多能成体干细胞具有高度应用价值。将来也许能避开胚胎干细胞研究引起的伦理争论，并应用于细胞疗法、组织工程以及再生医学，带动干细胞产业的发展。

干细胞技术是生物技术领域最具有发展前景和潜力的前沿技术，其已成为世界高新技术的新亮点，势必将引发一场医学和生物学革命。可以预见，随着技术的发展和标准的完善，不久的将来，人们身体的任何部位都可以再生。

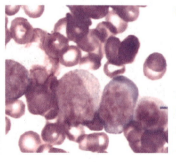

📖知识链接

造血干细胞

在我国，造血干细胞技术已经成为一种有效的血液病治疗技术。造血干细胞是体内各种血细胞的唯一来源，它主要存在于骨髓、外周血、脐带血中。以脐带血干细胞为例，我国于 1988 年最早用于儿童遗传性血液病的治疗，以后逐渐用于儿童和成人白血病再生障碍性贫血、辐射损伤和免疫缺陷性疾病的治疗。